ONE-STOP

밸런스 킹
체형 교정

ONE-STOP 밸런스 킹 체형 교정
(어린이·청소년 편)

초판 1쇄 발행 2022년 5월 31일

지은이 황인, 김지운
펴낸이 장길수
펴낸곳 지식과감성#
출판등록 제2012-000081호

교정 오현석
디자인 이현
편집 이현, 이은지
검수 양수진, 이현
마케팅 고은빛, 정연우

주소 서울시 금천구 벚꽃로298 대륭포스트타워6차 1212호
전화 070-4651-3730~4
팩스 070-4325-7006
이메일 ksbookup@naver.com
홈페이지 www.knsbookup.com

ISBN 979-11-392-0477-3(13510)
값 13,000원

• 이 책의 판권은 지은이에게 있습니다.
• 이 책 내용의 전부 또는 일부를 재사용하려면 반드시 지은이의 서면 동의를 받아야 합니다.
• 잘못된 책은 구입하신 곳에서 바꾸어 드립니다.

지식과감성#
홈페이지 바로가기

ONE-STOP 밸런스 킹 체형 교정

어린이·청소년 편

지은이 황인, 김지운

자세가 병을 만듭니다. 자세가 바른 사람이
바른 정신과 마음으로 바른 행동과 태도를 실천합니다.

해답은 여기에 있습니다!
밸런스 킹 체형 교정이란 무엇일까요?
밸런스 킹 체형 교정의 효과는 어떤 것이 있을까요?

지식과감정

프롤로그 1

**안녕하세요. 〈국가대표체형교정센터〉
대표 트레이너 김지운입니다.**

　20대 초반부터 운동으로 회원들의 몸을 만들고, 운동선수들의 근육을 풀어가며 회복을 시키는 일을 한 지도 벌써 20여 년이 지났습니다. 하루에도 수십 명의 회원분들의 몸을 대하다 보니 나이, 직업, 생활 습관 등에 따라 특징이 나타난다는 것을 알게 되었고 앞으로의 나타날 특성을 예상하기까지 이르렀습니다. 특히, 아이들은 부모님의 붕어빵이라고 할 만큼 근골격계직인 특징을 타고납니다. 그래서 이번에는 청소년의 체형과 키 성장에 관한 부분에 초점을 맞추어 미리 예상되는 체형 불균형을 예방하고 키 성장을 도울 수 있는 부분을 정리해서 실어 보았습니다.

　인터넷, 스마트폰의 보급으로 국내 청소년들이 체형 불균형 전 세계 1위라는 오명을 얻게 되었습니다. 몇 년 전부터는 의무적으로 학교에서 측만 검사를 포함한 신체검사를 실시하고 있지만 심각한 경우가 아니라면, 계속 변화하는 성장기라는 이유로 제대로 된 관리나 치료가 없는 게 현실입니다. 그러다 보니 여러 가지 정보의 홍수 속에서 학부모님들의 혼란만 가중되고 시간, 경제적인 낭비가 적지 않다고 봅니다. 지금까지 성장 호르몬 주사, 보약, 성장판을 늘려 주는 의료 기기와 운동 기구 등 많은 성장 유도요법이 나와 있지만 이러한 약품이나 특정 기기를 이용하는 방법보다는 예로부터 많은 시간적 검증으로 통해 만들어진 성장 운동이야말로 가장 합리적인 방법이라 생각됩니다.

　우리 몸은 복잡하게 설계되어 있지만 문제를 해결해 나가는 과정은 생각보다 단순합니다.
　수십 년의 통계로 제 나름의 알고리즘을 가지고 있어서랄까?
　저희 부모님은 평균 키를 가지고 계시고, 심지어 저희 누나는 170cm에 가깝습니다. 하지만 저는 남자 평균 키에 미치지 못합니다. 그 이유는 정확히 알고 있습니다. 어릴 때부터 소화를 못 시켜 음식을 조금씩 먹었고, 평소보다 많이 먹으면 바로 토를 할 정도였기 때문입니다.
　이렇듯 동 나이대에 비해 키가 작은 아이들은 몇 가지 이유가 있었습니다. 부모님의 키가 평균에 비해 작지 않다면, 영양섭취는 잘 되고 있는지, 잠은 잘 자는지, 활동량은 어떤지 확인해야 합니다. 잠을 잘 못 잔다면 그만한 이유

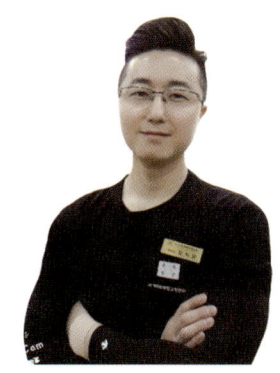

가 있는지 잘 살펴줘야 합니다. 잠자리에 들기 전 하루 종일 중력에 눌린 척추를 편하게 풀어 주는 간단한 짐볼 운동으로 숙면을 유도할 수 있고, 성장 마사지로 피로를 풀어 주는 방법도 있습니다.

  또한 키가 안 크는 원인으로 체형 불균형도 손꼽았는데요, 체형 불균형은 근육의 비대칭적 뭉침과 그로 인한 골격의 변화를 말합니다. 근육이 짧아지고 뭉친 부분이 있다면 당연히 뼈 성장과 함께 근육의 성장이 조화롭게 이루어지지 못하기 때문에 키 성장에 방해가 되겠죠?
  저희 센터에서는 체형이 많이 틀어졌는지, 종아리가 친구들에 비해 많이 단단하지는 않은지. 이렇게 단계별로 체크하다 보면 그 학생에 맞는 솔루션이 1~2가지로 축약이 되고 우리는 그걸 해결해 주기만 하면 정상적인 성장을 충분히 도와줄 수가 있습니다.

  자세가 병을 만든다. 자세가 바른 사람은 바른 정신과 마음으로 바른 행동과 태도를 실천합니다.
  4차산업혁명으로 우리 생활이 스마트폰과 떼려야 뗄 수 없는 상황이 되었으니 어린 나이부터 체형이 틀어지는 걸 아이들의 탓으로 돌릴 수 없습니다. 예방하는 것이 최선이고, 그 방향을 제시해 주는 건 저와 같은 전문가에게 달려 있습니다. 발부터 골반, 척추에 이르는 균형 잡힌 자세와 체형은 바른 성장에 기초가 될 것이며, 이번 책을 통해 대한민국 어린이, 청소년들이 몸도 마음도 바른 전 세계 1위 국가가 되길 희망하면서 말을 마치겠습니다.

프롤로그 2

**안녕하세요, 『ONE-STOP 통증 타파 체형 교정』이
발간된 지 햇수로 3년이 다 되었네요.**

센터를 방문하시는 회원분들이 책을 통해 스스로 마사지하고 운동하게 되면서 체형 교정 효과가 빠르게 나타나고, 되돌림 없이 잘 유지되는 것을 보면서 많은 보람을 느낍니다. 하지만 눈이 좋지 않거나 어린 회원들이 보기에는 설명이 너무 길고 글씨가 작아 애로사항이 있다는 점이 아쉬운 점으로 남았습니다. 최근 2년 동안 어린이, 청소년의 방문 비율이 급속도로 증가하면서 따라 하기 쉽고, 아이들에게만 적용되는 꼭 필요한 동작들을 소개하는 책의 필요성을 느껴 이렇게 준비하게 되었습니다.

저는 중고등학생 때 한번 책상에 앉으면 꼭 계획한 목표를 달성해야만 자리에서 일어나는 학생이었습니다. 목표한 챕터까지 공부를 마치지 않으면 먹는 것, 화장실 가는 것도 미룰 만큼 고집쟁이였죠. 고3이 되어 앉아 있는 시간이 더욱 길어지면서 한동안 두통과 손 저림 증상 때문에 정형외과를 찾아갔습니다. 목디스크 초기 진단을 받고 물리치료 외에는 특별한 게 없어서 그냥 참고 수능을 봤던 기억이 납니다. 대학에 들어가서부터는 앉아 있는 시간보다 활동하는 시간이 많으니 증상이 없어서 모르고 살았습니다. 그 뒤로 10년 뒤, 일과 공부를 병행하게 되면서 결국 목디스크뿐만 아니라 허리디스크까지 생겨서 일을 다 그만두고 제 몸을 치료하다 보니 이렇게 국가대표체형교정센터의 일원이 되었습니다.

'인간의 몸은 움직이기 위해 태어난다.' 활동이 줄어들고 몸을 움직이지 않는다면, 근육의 필요성이 줄어들고 관절의 가동성이 점점 작아지겠죠. 지속적으로 자신의 활동 범위가 뇌에 인식되면서 자세가 변형되고 고착되고 조직이 비활성화되며, 악순환으로 점점 관절과 동작이 어려운 신체로 퇴행될 수 있습니다. '오랜 시간 한 자세로 유지하는 것'이 체형을 틀어지게 하고 통증을 발생시키는 1등 원인입니다. 고루한 표현이지만 '50분 앉아 있고 10분 쉬어라'라는 말이 어찌 보면 근골격계 건강을 위한 가장 좋은 예방이자 치료법이 아닐까 생각합니다.

또한, 어린이는 관절이 유연하고 탄력적이라 쉽게 굴곡이 형성될 수 있는 만큼 척주의 틀어짐과 이로 인한 체간의

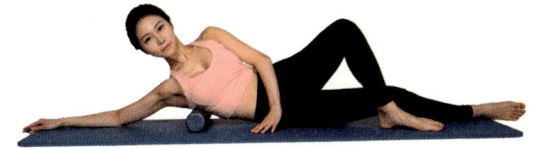

불균형이 쉽게 발생할 수 있다고 합니다.

이렇게 틀어진 체형, 정체된 키 성장으로 센터를 방문하는 회원들이 적게는 석 달, 길게는 일 년 이상 꾸준히 MCT 속근육 교정과 운동을 병행하면서 좋은 결과를 만들었습니다. 어린이, 청소년들이 이 책에 있는 운동법을 카테고리별로 한 동작씩만 매일 실천해도 근골격계 건강을 유지할 수 있습니다. 유소년기 운동 습관이 평생의 습관을 좌우한다고 하니, 부모님의 적극적인 지지와 응원이 필요합니다. 또한 동작을 이어가는 동안 스스로 생각하며 몰두해야 하기 때문에 집중력 향상과 행동 절제 능력도 좋아집니다. 공부 잘하는 애가 체육 점수도 높더라는 말 들어보셨죠? 신체적 발달이 지적 발달과 뗄 수 없는 관계를 갖고 있습니다.

유소년기 활동성, 운동습관이 평생의 생활 습관을 좌우할 수 있다고 하니, 부모님의 적극적인 지지와 응원이 필요할 때입니다. 부모님이 먼저 밸런스 킹 체형 교정 운동법을 보시고 자녀의 체형을 쉽게 분석해 보시고 그에 맞는 운동을 하루 20분만이라도 같이 해 나가신다면 아이들은 금방 몸으로 익힐 수 있을 것입니다. 나아가서는 부모님의 몸도 함께 교정되는 효과를 얻으실 수 있으니 가족 모두의 건강한 몸을 위해 지금부터 실천하시길 응원하겠습니다!

CONTENTS

프롤로그 1 4
프롤로그 2 6

I 밸런스 킹 체형 교정

1. 체크리스트 12
2. 밸런스 킹 체형 교정이란? 12
3. 밸런스 킹 체형 교정의 효과는? 13

II MCT 속근육 자극요법

1. 겉근육과 속근육 18
2. MCT 속근육자극요법의 개요 19
3. MCT 속근육자극요법의 특징 20
4. 부위별 MCT 속근육자극요법 22
5. 키 크는 MCT 스트레칭 44

III 밸런스 킹 체형별 운동법

1. 자세 분석 58
2. 일상생활 바른 자세 73
3. 체형별 운동법 78
4. 커플 운동 107

IV 운동 특기생 심플 테이핑

1. 어깨 112
2. 팔꿈치 115
3. 허리 117
4. 허벅지 119
5. 무릎 123
6. 발목 126

V 관리 후기

참고문헌 164

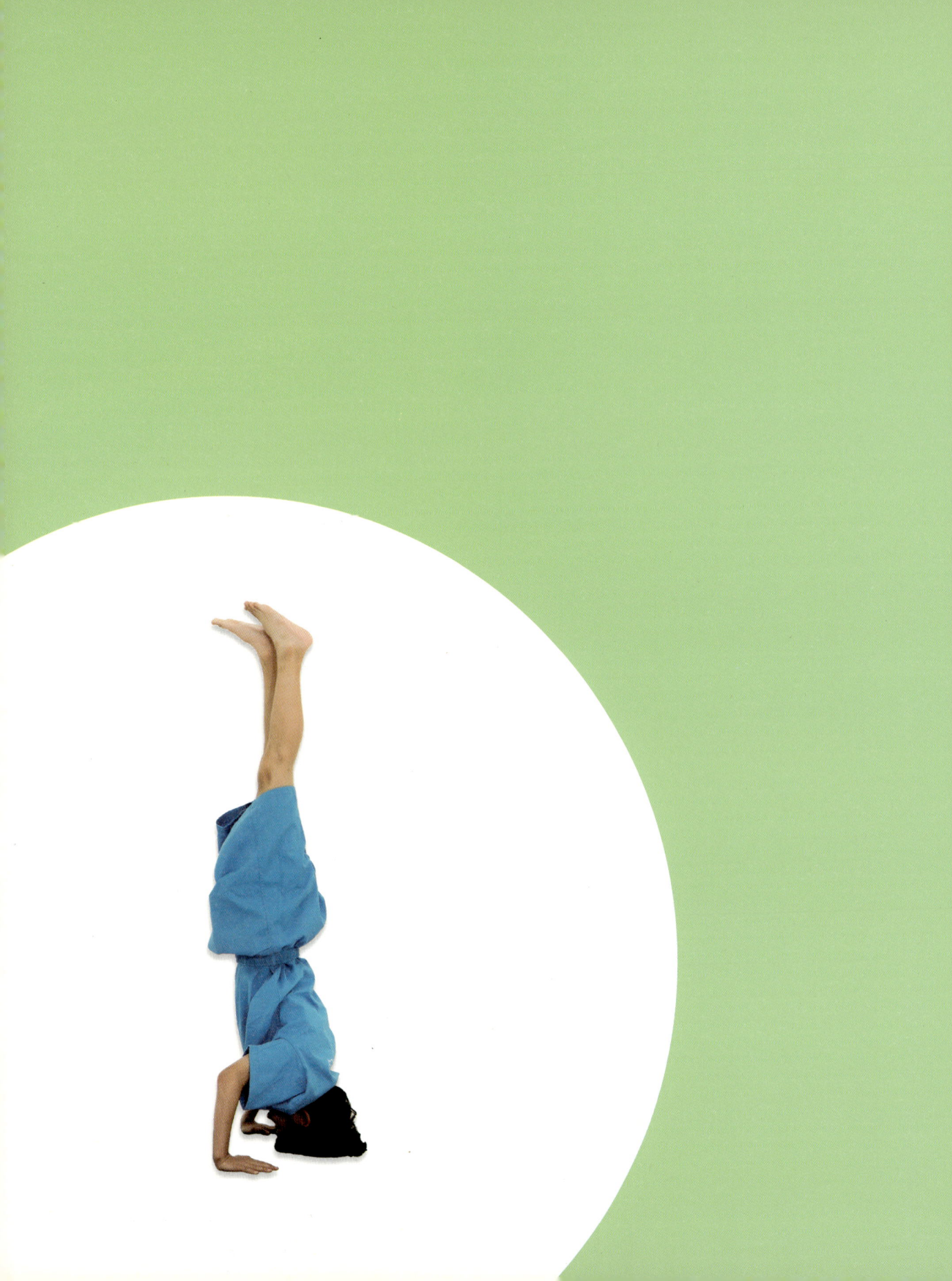

I

밸런스 킹
체형 교정

1. 체크리스트
2. 밸런스 킹 체형 교정이란?
3. 밸런스 킹 체형 교정의 효과는?

1
체크리스트

우리 아이는 아래 체크리스트에 얼마나 해당하는지 확인해 볼까요?

자세	자각 증상 및 징후	
머리를 숙이고, 등이 굽은 채로 공부하는 습관	등 굽음, 두통, 시력 저하, 소화 불량	☐
한쪽 엉덩이에 체중을 싣고 앉아 있는 습관	척추측만, 골반 불균형	☐
한쪽 다리만 접어 앉는 습관	이상근 증후군, 좌골 신경통	☐
책상에 팔꿈치를 한쪽만 기대고 공부하는 습관	어깨 불균형과 능형근 통증	☐
옆으로 누워 잠자는 습관	어깨 불균형, 척추측만, 어깨 관절 손상	☐
소파에 엉덩이를 걸쳐서 뒤로 누워 기댄 상태로 TV 시청	등 굽음, 소화 불량, 골반 변위	☐
한쪽 다리로만 서 있는 습관	골반 변위, 요통, 하지 부정렬	☐
팔자걸음과 안짱걸음	발목 주변 근 변형과 통증	☐
가방을 한쪽 어깨에만 메는 습관	어깨 불균형	☐

2
밸런스 킹 체형 교정이란?

균형 잡힌 두뇌 발달, 균형 잡힌 영양 섭취, 균형 잡힌 신체 발달은 성장기 어린이, 청소년을 대상으로 하는 모든 활동에서 빠지지 않고 거론되는 목표지요? 여기서 말하는 균형 잡힌 신체 발달이란 무엇일까요? 발바닥부터 골반, 척추에 이르는 우리 몸의 바른 정렬 상태로, 각 부위 관절의 정상 가동 범위를 유지하고, 근육이 제 역할을 하는 상태입니다.

스마트폰 중독이라는 현상이 나타날 정도로 전자기기에 대한 의존도가 높아지면서 어린아이들의 균형 잡힌 신체 발달이 위협을 받고 있습니다. 10년 전만 해도 체형 교정 센터를 방문하는 회원들은 대부분 40대 이상의 성인이었습니다. 최근 5~6년 전부터 청소년을 비롯해 어린이 회원들이 많아지면서 틀어진 근육과 골격을 정상으로 돌려주고, 키 성장을 도와주는 일련의 과정을 정립하게 되었고, 어린이·청소년 대상으로 '균형'에 초점을 맞추어 밸런스 킹 체형 교정이라 명명하였습니다.

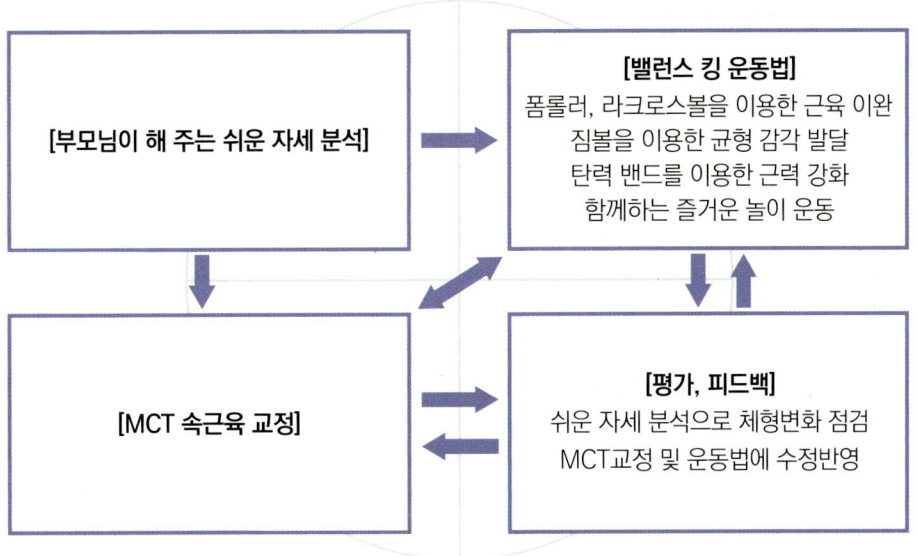

첫 번째, [부모님이 해 주는 쉬운 자세 분석]을 통해 우리 아이의 틀어진 부분, 짧아진 근육, 작아진 관절 가동 범위 등을 간단히 파악합니다.

두 번째, [MCT 속근육 교정]을 통해 단축되고 꼬인 근육을 풀어 줍니다. 근육의 정상화는 틀어진 골격이 자연스럽게 제자리를 찾아갈 수 있도록 합니다. (이 단계는 전문가를 통해 진행하시길 추천드립니다.)

세 번째, [밸런스 킹 운동법]을 실천합니다.

네 번째, 한 달에 한 번 [평가, 피드백]을 통해 평가하고 운동 계획을 수정해 나갑니다.

3
밸런스 킹 체형 교정의 효과는?

첫째, 자세와 체형을 교정한다.

속근육의 경직과 뭉침, 뼈나 근막과의 유착은 골격을 틀어지게 하므로 자세와 체형의 변화를 초래합니다. 속근육의 경직을 풀어 주고 유착을 분리시키는 것이 바른 자세, 균형 잡힌 체형으로 되돌아오는 첫걸음입니다.

둘째, 통증을 제거한다.

속근육의 과긴장과 불균형, 그로 인한 자세와 체형의 변화는 통증 유발의 직접적인 원인입니다. 속근육의 긴장을 해소하고 불균형을 개선하는 것이 결과적으로 통증을 제거하는 근본입니다.

셋째, 뼈를 튼튼하게 하고 비만 예방 효과가 있다.

속근육 자극에 의한 체형 교정은 신체의 전체적인 교정에서 나아가 근육의 비대칭적 긴장을 바로잡아 주고 근육의 대사율을 향상시키며 지방을 분해하는 효과가 있습니다. 또한 식욕 억제 효과와 근육의 성장을 도모하여 균형 잡힌 몸매를 만들어 줍니다.

넷째, 정신적, 사회적 발달을 촉진시킨다.

발달의 모든 측면은 서로 연관되어 있기 때문에 신체의 균형적인 발달은 정신적 발달에도 큰 영향을 미치게 됩니다. 지적 발달이 뛰어나면 건강, 체격, 사회성 및 특수한 적성면에서도 뛰어난 것이 일반적입니다.

다섯째, 키 성장을 촉진시킨다.

성장기 청소년에게 바른 자세와 균형 잡힌 체형으로의 교정은 교우 관계에서 자신감의 증가와 함께 신체 운동 능력을 향상시킵니다. 나아가 뼈, 연골, 근육의 총체적 자극을 통해 성장판의 연골 세포 분화를 활성화시키므로 키 성장을 촉진하는 효과가 있습니다.

ONE-STOP
밸런스 킹
체형 교정

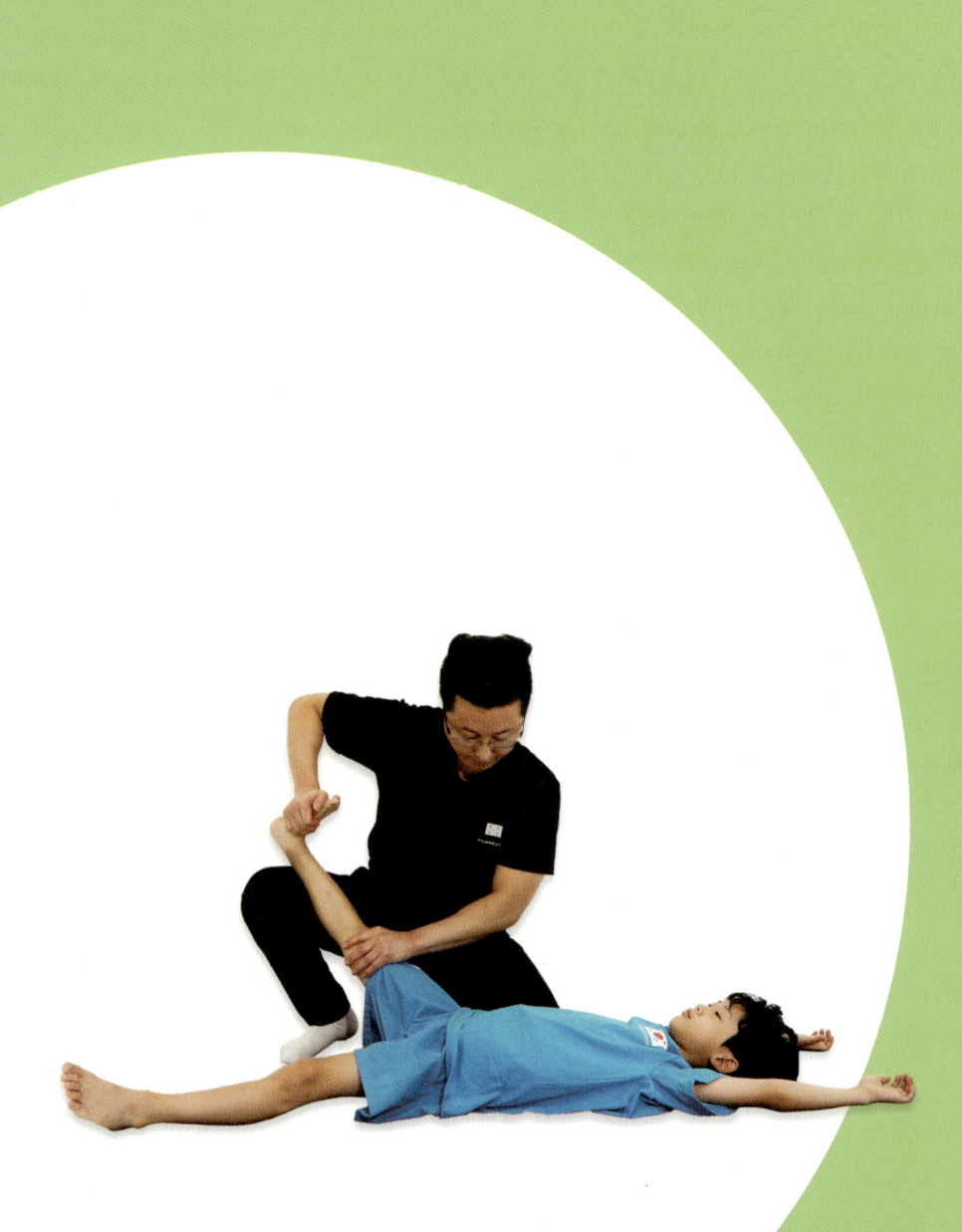

II

MCT 속근육자극요법

1. 겉근육과 속근육
2. MCT 속근육자극요법의 개요
3. MCT 속근육자극요법의 특징
4. 부위별 MCT 속근육자극요법
5. 키 크는 MCT 스트레칭

1
겉근육과 속근육

해부학적으로 우리 몸의 근육들을 겉근육과 속근육으로 구분하는 명확한 기준은 없습니다. 팔다리는 보다 표층에 위치한 근육이나 깊은 곳에 위치한 근육 모두 뼈에 부착되어 있어 관절에 운동을 일으키고 관절의 안정성을 보강하는 역할을 하고 있습니다. 하지만 몸통의 근육들 중 겉에 위치한 겉근육은 주로 힘을 발휘하는 역할이 크고, 깊은 곳에 위치한 속근육은 척추를 바로잡아 전체적인 골격의 형태를 안정적으로 유지하게 하는 역할이 큽니다. 속근육은 우리 몸의 전체적인 골격을 안정적으로 유지하게 한다는 의미에서 '코어 안정화 근육(Core Stabilizing Muscles)'이란 용어가 사용되기도 합니다.

속근육이 약해지면 근육이 쉽게 피로해져 바른 자세를 오랫동안 유지하기 힘이 들고 또한 바르지 못한 자세는 비대칭적으로 한쪽의 속근육에 과긴장을 유발하게 합니다. 비대칭적인 속근육의 과긴장이 장기간 이어지면 근육을 경직시키고, 주변 조직들은 질기고 거칠게 섬유화되며, 유착을 일으켜 결과적으로 전체적인 체형의 변화와 함께 통증을 유발하는 요인이 됩니다. 이러한 상태의 지속은 우리 몸의 적절한 움직임을 제한하고 운동을 힘들게 함으로써 속근육의 경직과 섬유화, 유착은 더 심해지는 악순환의 연속으로 이어지게 됩니다. 그러므로 바른 자세와 체형, 만성 통증의 제거를 위해서는 속근육을 강화하고 경직과 섬유화를 풀어 주고 유착을 분리해 주는 적절한 요법이 필요합니다. 이러한 면에서 비교적 강한 자극으로 속근육을 자극하고 주변 조직의 유착을 풀어 주는 'MCT 속근육자극요법'은 매우 효과적인 방법이라고 할 수 있습니다.

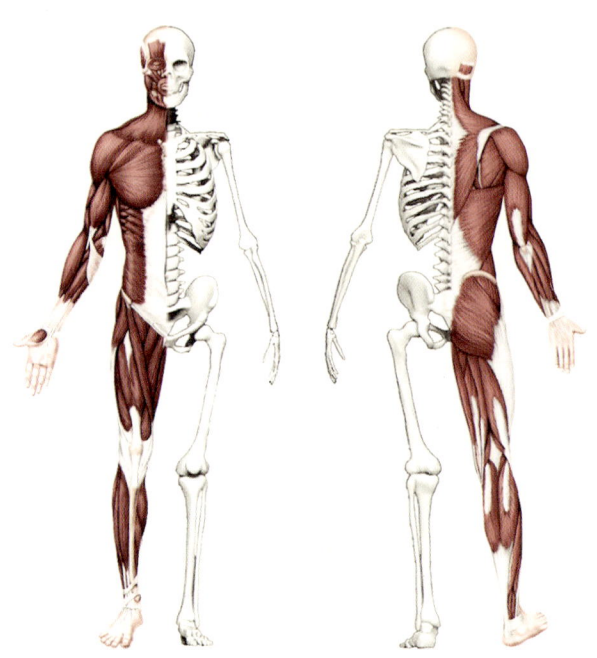

2
MCT 속근육자극요법의 개요

MCT는 Myoskeletal Correction Technique의 약자로, 근육과 골격의 불균형을 바로잡는 교정 기법을 말합니다. 특히 MCT 속근육자극요법은 우리 몸의 깊은 곳에 위치하면서 자세와 골격의 안정성을 유지하는 속근육을 자극함으로써 보다 빠른 근육 교정과 골격 교정을 통해 자세와 체형의 불균형은 물론 그로 인한 급만성 통증을 제거하는 기법입니다. 이 기법은 '국가대표체형교정센터' 김지운 대표가 오랜 기간 체형의 불균형으로 통증에 시달리는 분들에 대한 시술 경험을 통해 정립되었습니다.

자고 일어났는데 갑자기 목이 돌아가지 않거나, 등에 먹먹한 통증이 생기는 경우가 있는데 이러한 '담'은 근육의 미세 파 열로 염증이나 부기로 인해 나타나는 일시적 현상으로 대부분 충분한 휴식을 통해 회복됩니다.

그러나 근육이 지속적 긴장(구축) 상태를 보이며 자연 회복이 불가능한 수준의 노폐물이 쌓여 뭉친 부분이 있는데 이를 트리거 포인트, '에너지 위기(Energy crisis)' 상태라 합니다. 에너지 위기는 작은 쌀알 정도에서 크게는 동전 크기 정도로 나타나는 국소적인 현상이며, 그만큼 자각하기도 쉽지 않을 뿐 아니라 저절로 사라지지도 않습니다.

목디스크로 인한 손 저림은 손의 문제가 아니라 목에서 발생한 신경 압박으로 인한 불쾌감, 즉 신경통에 해당합니다. 그래서 이 경우 손이 아닌 실제 문제가 발생한 목 부위를 치료해야 손 저림 증상을 해결할 수 있으며, 이는 누구나 잘 아는 사실입니다. 그러나 중요한 것은 추간판이나 인대가 아닌 '근육'도 이러한 신경통과 같은 원리로 생각할 수 있어야 합니다. 우리 몸의 모든 신경은 머리로 모였다가 다시 뻗어 나가는 구조를 보이는데, 통로 역할을 하는 목의 구조 자체가 신경 신호가 꼬이기 좋은 환경을 가지고 있습니다. 게다가 현대의 생활 습관과 환경이 맞물려 트리거 포인트가 발생한 근육 부위가 증가하고 있습니다. 그러다 핵심적인 신경이 근육에 포착되는 순간 방사통, 급만성 통증이 시작되는 것입니다.

이러한 기전으로 통증이 시작되어 병원을 찾으면 대부분 금전적·시간적 측면에서 경제적인 X-ray 촬영을 시행하고 골절 여부를 확인합니다. 그리고 물리 치료와 찜질을 처방받거나 간혹 시술을 받기도 하지만 문제가 해결되지 않는 경우가 있습니다. X-ray에 잡히지 않고 육안으로 관찰되지 않는 근육의 특성 때문에 근육의 구축·유착으로 발생한 통증은 그대로 거슬러 올라가 문제점을 찾아내야 합니다. 그런 원인 지점을 찾아내려면 별도의 검사가 필요한데, 대상자의 증상과 특이 사항 등 충분한 상담이 선행되어야 하며 전체적인 자세 안정성과 비정상적인 근육과 관절의 움직임, 가동 범위 등을 통해 문제에 근접해야 합니다. 마지막으로 김지운 대표의 수많은 임상 경험과 결정적인 손의 감각으로 문제를 일으키는 트리거 포인트를 찾아냅니다.

원인을 찾는 것이 문제 해결의 시작이자 핵심입니다. MCT 속근육자극요법을 시행하기 위해서는 육안으로는 관찰되지 않으며, 장비로도 확인이 불가능한 근육의 구축·유착을 정확하게 찾아내야 하는데, 우선 통증이 있고 딱딱한 촉감을 갖는다는 트리거 포인트의 특징을 알아야 합니다. 그리고 문진을 통해 의심되는 구역을 확정한 뒤 손으로 직접 만져 보는 '촉진'을 시도하면서 정상적인 근육 섬유와 다른 조직을 느끼고, 해당 지점을 지그시 눌렀을 때 압통이나 방사통을 호소하는지를 확인하는 과정을 거칩니다. 혹자에게는 비계측적이고 비정량적인 측면의 이러한 방법이 비전문적으로 느껴질 수 있습니다. 그러나 과거 과학 기기의 발달이 덜했던 당시 의사들이 일상적으로 사용한 평범한 진단 기술이 문진, 시진, 청진, 타진, 촉진 등이었음을 상기할 때, 오히려 MCT 속근육자극요법의 진단법은 오감을 총동원한 탐색의 과정으로 이해해야 합니다.

또한 파열되거나 손상된 인대의 경우에도 손상 부위를 수시로 꾹꾹 눌러 영양 공급 및 노폐물 배출을 촉진해 주는 MCT 속근육자극요법이 빛을 발합니다. 인대는 혈관이 발달하지 않아 손상되면 회복이 어렵고, 마땅한 치료제가 없어 현재로선 파열된 인대를 회복시키는 거의 유일한 솔루션이 MCT 속근육자극요법이라 할 수 있습니다.

3
MCT 속근육자극요법의 특징

MCT 속근육자극요법의 특징은 비교적 강한 자극에 의한 빠른 치유 효과에 있습니다. 일반적으로 체형 교정과 통증 해소를 위해서는 적절한 도수 치료와 지속적인 운동요법, 부드러운 마사지요법 등이 권장되고 있습니다. 하지만 MCT 속근육자극요법은 깊은 곳에 위치한 속근육에 효과적인 자극을 주기 위해서 비교적 강한 자극을 사용합니다.

핵심적인 위치에 강한 자극을 줌으로써 첫째는 속근육에 과도하고 장기적인 긴장으로 인해 생성된 근섬유들의 경직과 뭉침 현상을 효과적으로 풀어 줍니다. 근섬유들의 경직과 뭉침 현상이 근섬유의 원활한 수축과 이완을 방해하고 심하면 통증을 유발한다는 것은 잘 알려진 사실입니다. 나아가 해당 속근육의 수축 이완에 관련된 관절의 운동 범위 역시 제한하게 됩니다. MCT 속근육자극요법은 이러한 속근육의 경직과 뭉침 현상을 효과적으로 풀어 줌으로써 통증을 해소하고 원활한 운동을 가능하게 합니다.

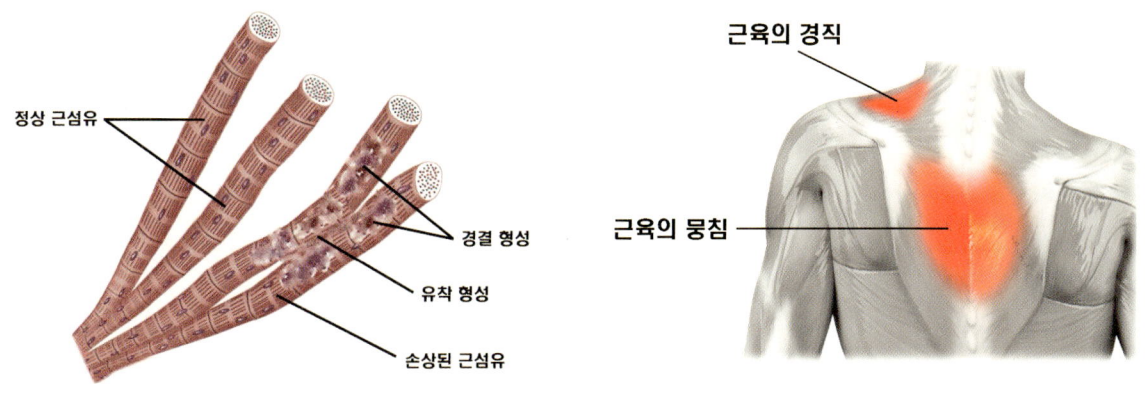

　둘째는 속근육들의 과긴장과 긴장도 불균형에 의해 유발되는 골격의 뒤틀림 현상을 바로잡아 주고, 이러한 상태의 만성화로 인해서 뼈와 근막에 속근육이 유착되는 것을 분리·이완시켜 줍니다. 속근육들이 오랜 기간 긴장도의 불균형 상태를 유지하면 속근육이 약화되어 이들에 의해 안정성이 유지 보강되어야 하는 관절들에 이상이 발생합니다. 특히 척추 주위 속근육들의 약화와 불균형은 척추측만증 등 체형의 변화와 함께 만성적인 목과 허리, 골반 통증의 원인이 됩니다. MCT 속근육자극요법은 유착 부위의 결에 따라 강하게 밀어내는 자극을 통해 유착을 분리시키고 골격의 뒤틀림을 바로잡아 줌으로써 자세와 체형의 교정은 물론 그로 인한 통증을 빠르게 제거합니다.

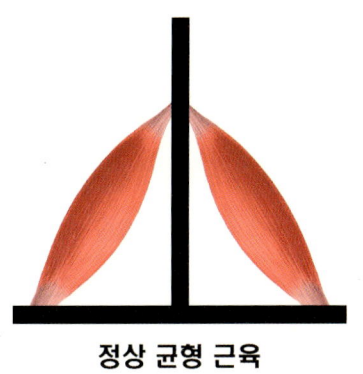
정상 균형 근육

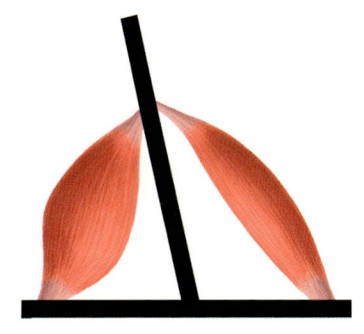
단축 근육과 불균형

셋째는 속근육에 분포한 기계적 감각 수용기를 강하게 활성화시켜서 통각 수용기의 활성화를 억제함으로써 통증을 조절·완화하게 합니다. 아픈 곳을 문질러 주면 덜 아프게 느껴지는 이유는 문질러 주는 자극을 통해 빠른 신경 신호 전달을 담당하는 굵은 감각 신경 섬유로 구성된 기계적 감각 수용기를 활성화시킴으로써 느린 신경 신호 전달의 가는 감각 신경 섬유로 구성된 통각 수용기의 활성화가 상대적으로 억제되면 통증이 완화된다는 것이 신경 과학적 기전이기 때문입니다. MCT 속근육자극요법은 초기의 속근육에 대한 강한 자극으로 어느 정도 통증이 유발되기는 하지만 이후에 속근육 자체에서 발생하는 통증을 완화하게 해 주는 것입니다.

4
부위별 MCT 속근육자극요법

1) 목 부위 MCT 속근육자극요법

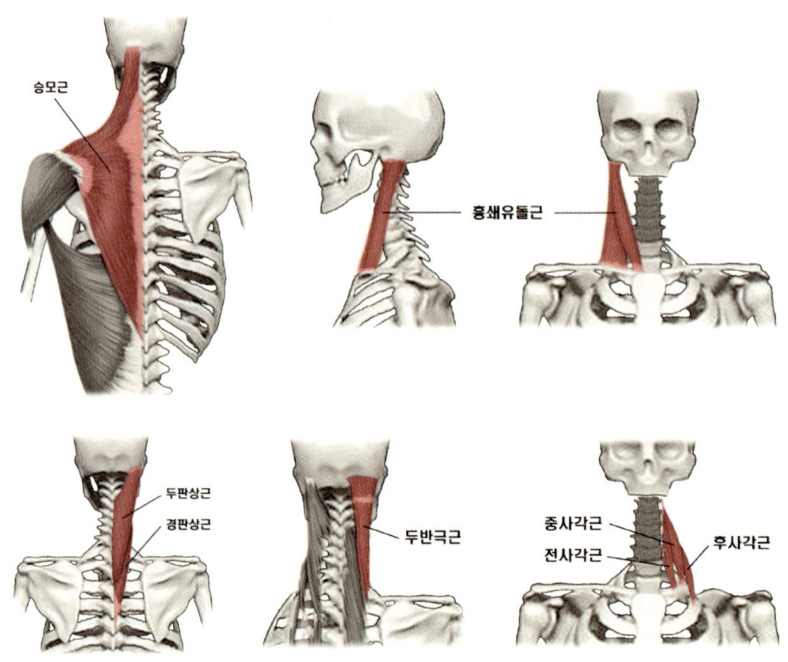

목은 MCT 속근육자극요법으로 목 뒷덜미의 상부 승모근과 판상근, 두반극근을 자극하고, 목 외측부의 흉쇄유돌근과 사각근, 견갑거근을 풀어 줍니다.

승모근

복와위에서 엄지와 팔꿈치를 사용해 상부 승모근의 압통점을 자극하고, 처음에는 약한 자극으로 시작해서 점차 강하게 자극합니다.

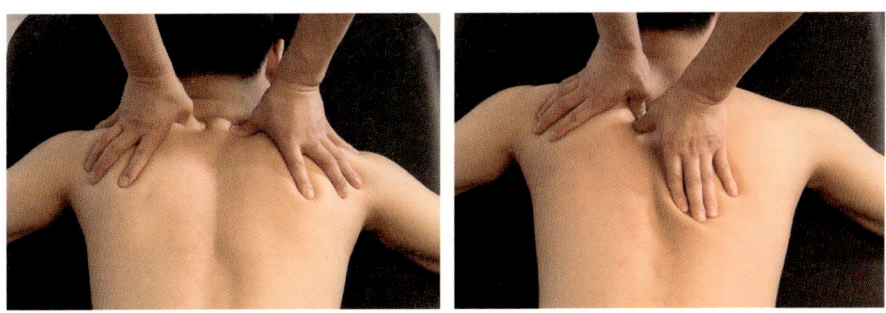

복와위에서 상부 승모근을 손가락으로 깊이 눌러 자극하고, 양손을 사용하여 비틀듯이 강하게 자극합니다.

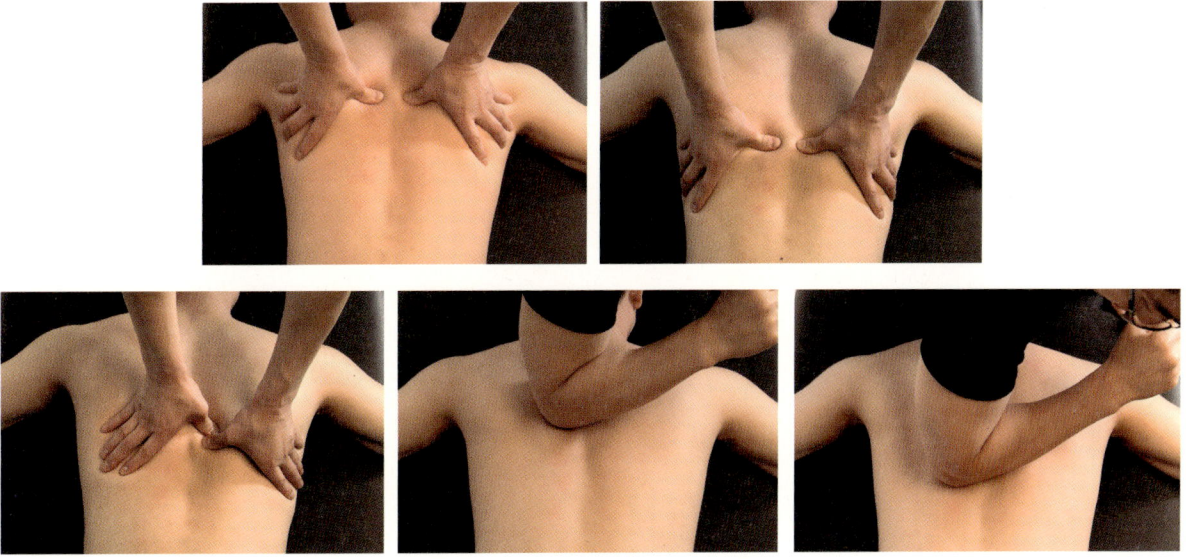

복와위에서 중부 승모근 및 하부 승모근에도 손가락 또는 팔꿈치를 사용하여 척주를 따라서 상하로 또는 흉추 부위에서 견갑골 방향으로 강하게 밀어 주는 자극으로 단축을 이완시키고, 유착과 경결을 풀어 줍니다.

판상근

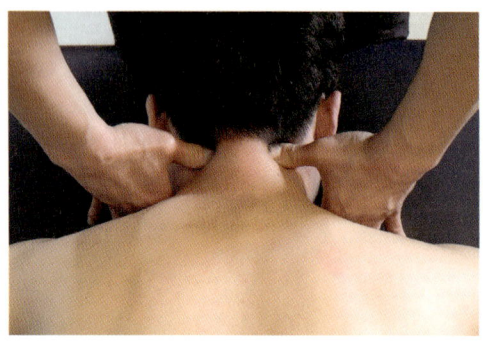 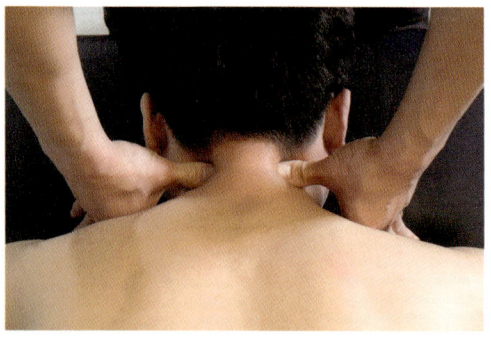

복와위에서 양손의 엄지손가락을 사용하여 목 뒷부분에서 판상근을 감싸 조이고 각각 위아래 방향으로 자극하며 근막을 스트레칭합니다.

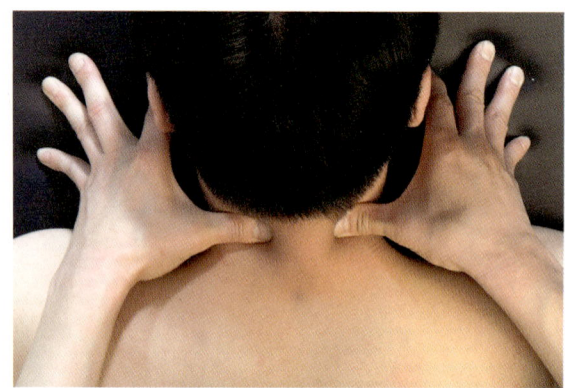

복와위에서 양손으로 후두부 아래, 승모근과 흉쇄유돌근 사이, 상부 승모근과 견갑거근 사이로 엄지손가락을 사용하여 깊고 강한 누르기로 자극합니다.

두반극근과 후두하근

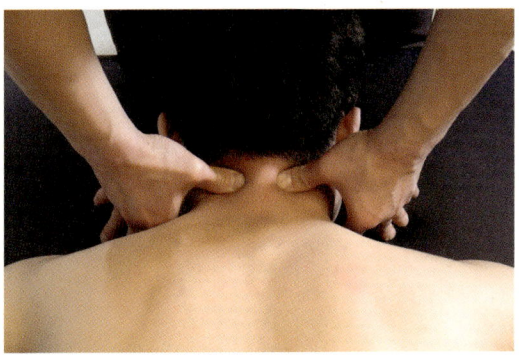

복와위에서 양손의 엄지손가락을 사용하여 목 뒷부분에서 두반극근을 내측으로 조이며 강하게 자극합니다.

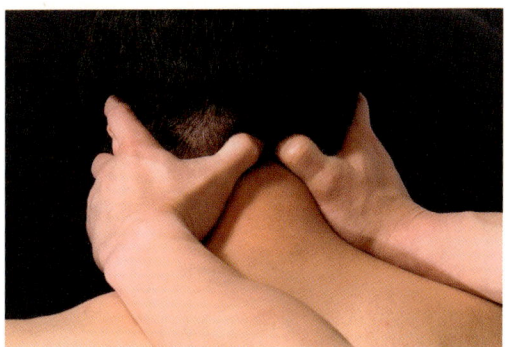

복와위에서 양손의 엄지손가락을 사용하여 목 뒷부분에서 후두골 바로 아래에 깊고 강하게 자극합니다.

흉쇄유돌근

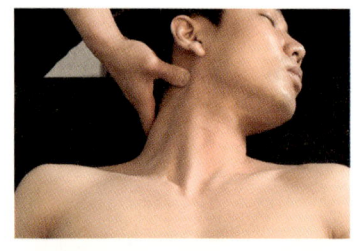

측와위에서 머리를 옆으로 회전시키고 약간 들어 올린 상태에서 흉쇄유돌근이 뚜렷하게 돌출되도록 합니다.

측와위에서 머리를 옆으로 회전시키고 약간 들어 올린 상태에서 인지와 중지 끝을 모아 유양돌기에서 흉골 방향으로 근육의 내측과 외측을 강하게 밀며 자극합니다.

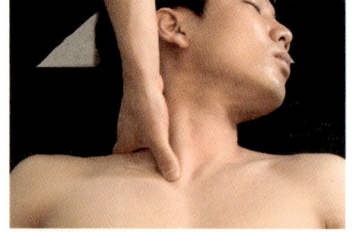

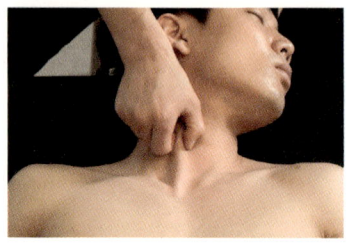

사각근

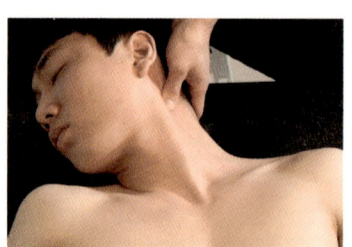

측와위에서 머리를 옆으로 약간 회전한 자세에서 엄지손가락을 사용하여 사각근의 근섬유를 따라 쇄골 방향으로 강하게 누르며 자극합니다.

측와위에서 쇄골 상부에서는 깊고 강하게 자극합니다. 이때 신경 자극에 의한 불쾌한 감각은 최소화합니다.

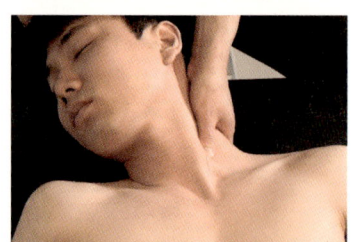

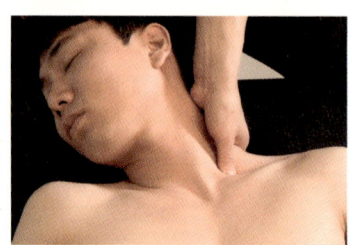

견갑거근

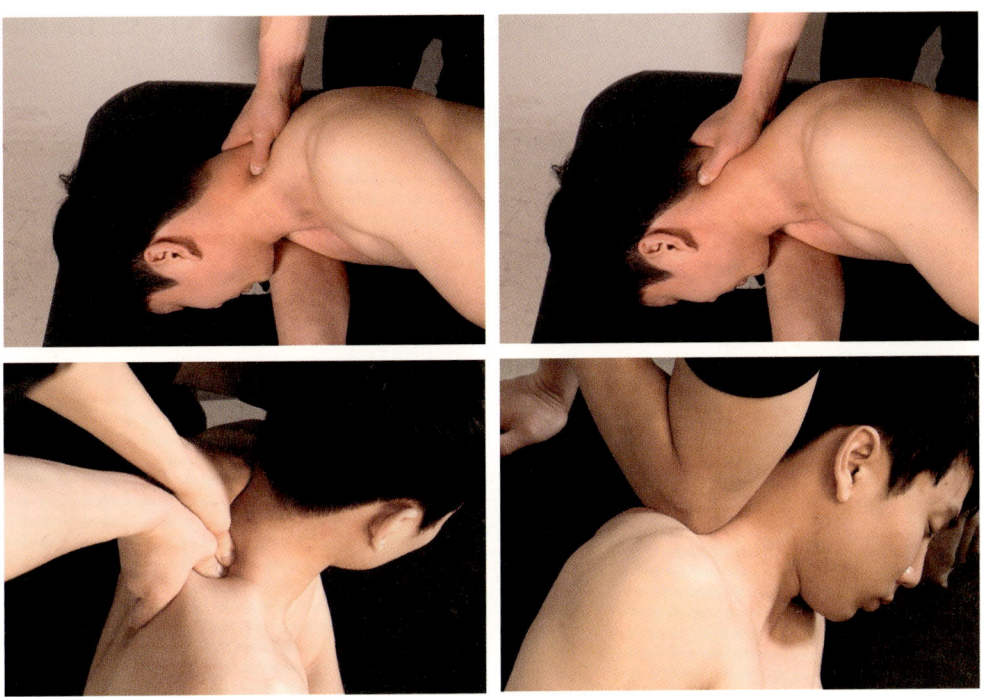

측와위에서 고개를 약간 아래를 향한 자세를 취하고, 엄지손가락으로 견갑거근을 촉지하고 견갑골에서부터 상방으로 강하게 자극합니다.

앉은 자세에서 시술자의 무게를 엄지손가락에 실어서 견갑거근의 견갑골 내측 부착면을 강하게 자극합니다.

2) 어깨 부위 MCT 속근육자극요법

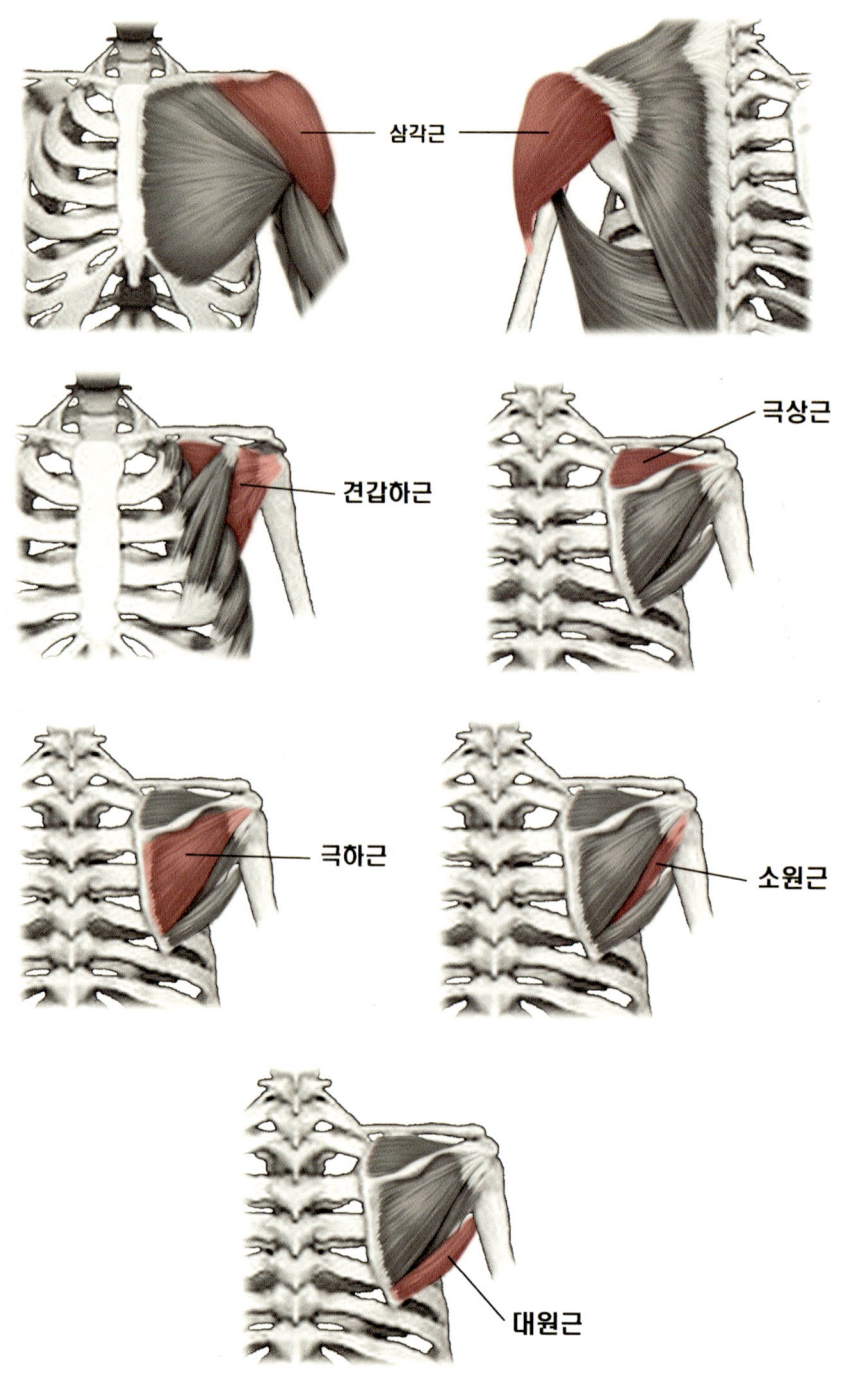

어깨 부위의 통증을 잡기 위해서는 어깨의 근육에 대해서만이 아니라 목과 등의 근육들에 대해 전체적으로 MCT 속근육자극요법을 실시하는 것이 효과적입니다. 목과 등은 앞과 뒤 항목을 참고하고, 이 장에서는 삼각근과 회전 근개 및 대원근에 대한 자극 방법을 설명합니다.

견갑하근

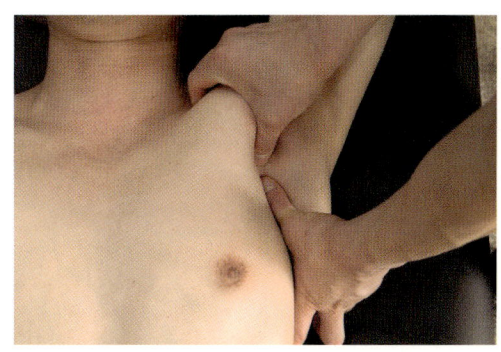 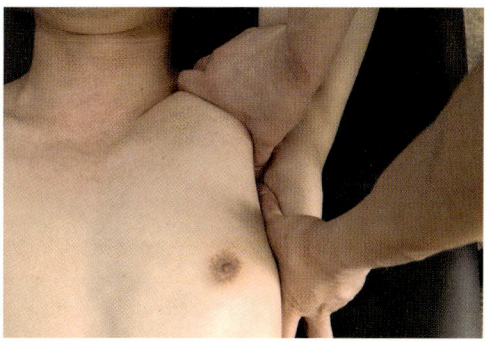

바르게 누운 상태에서 어깨를 내뻗는 자세를 취하고, 엄지손가락을 사용하여 견갑골의 외측 모서리를 따라 겨드랑이에서 견갑골 방향으로 깊고 강하게 자극합니다.

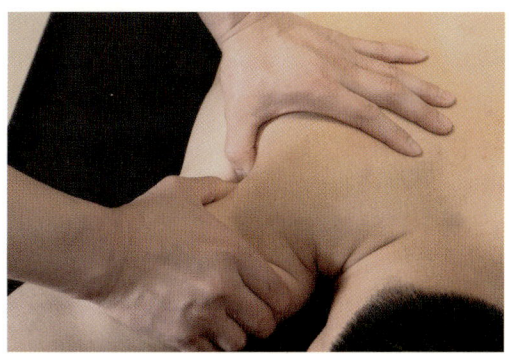

복와위에서 어깨를 내뻗는 자세를 취하고, 엄지손가락을 사용하여 견갑골의 외측 모서리를 따라 깊고 강하게 자극합니다.

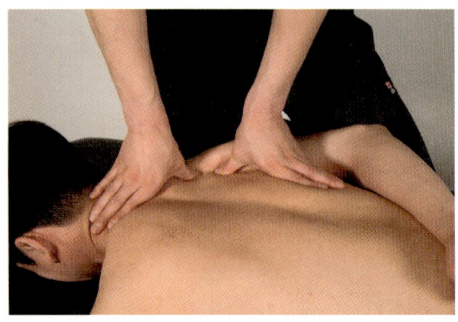

복와위에서 팔을 내회전하여 허리에 손등을 올린 자세를 취하고, 양쪽 손가락을 사용하여 견갑골을 약간 들어 올리면서 견갑하와 방향으로 강하게 자극합니다.

극상근

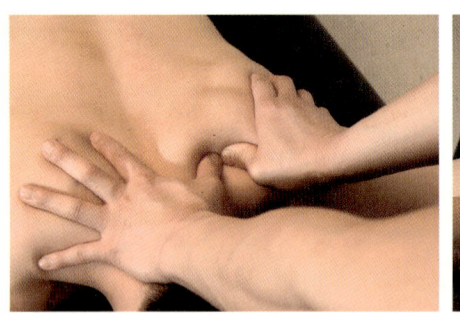 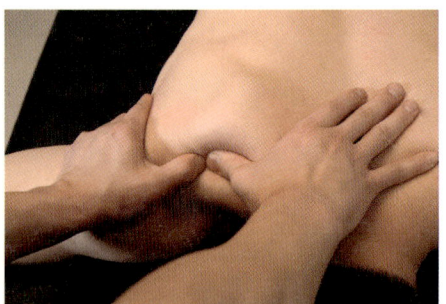

복와위에서 어깨를 내뻗는 자세를 취하고, 엄지손가락을 사용하여 극상근을 강하게 자극합니다.

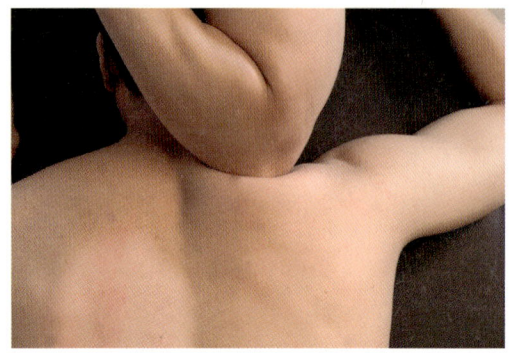

복와위에서 어깨를 내뻗는 자세를 취하고, 팔꿈치를 사용하여 견갑골 방향으로 극상근을 강하게 자극합니다.

극하근

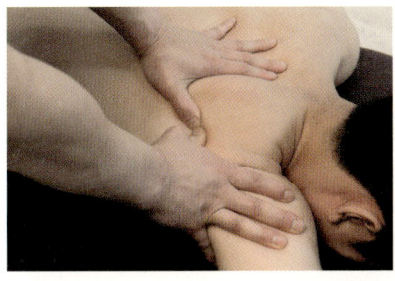
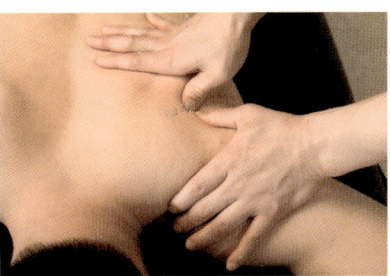
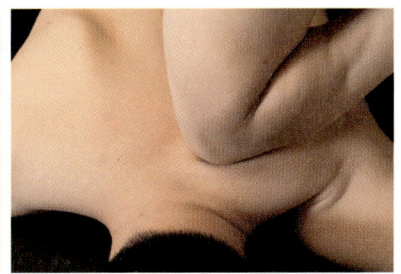

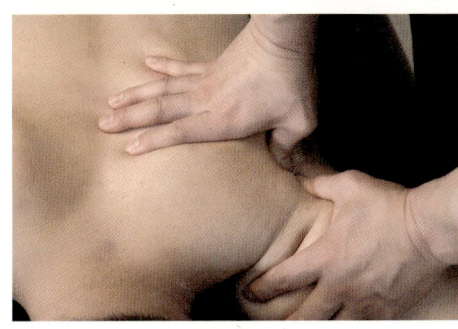

복와위에서 어깨를 내뻗는 자세를 취하고, 엄지손가락 및 팔꿈치를 사용하여 극하근을 강하게 자극합니다.

복와위에서 어깨를 내뻗는 자세를 취하고, 엄지손가락을 사용하여 견갑골의 외측 모서리에서 내측으로 강하게 자극합니다.

소원근

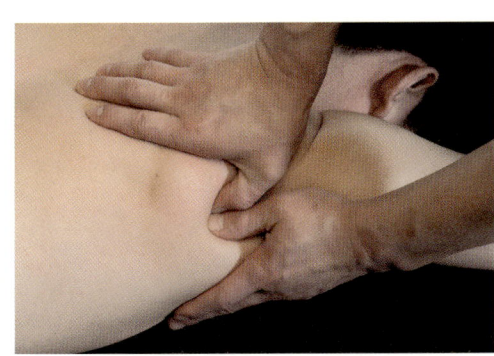
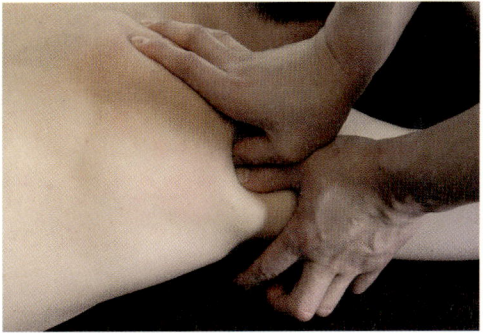

복와위에서 어깨를 내뻗는 자세를 취하고, 엄지손가락을 사용하여 견갑골의 외측 모서리를 따라 강하게 자극합니다.

대원근

복와위에서 팔을 몸통 옆에 내린 자세를 취하고, 엄지손가락을 사용하여 겨드랑이의 뒤쪽, 견갑골과 상완의 접합부를 양측 손가락으로 조여 잡고 강하게 자극합니다.

측와위에서 팔을 머리 위로 올린 자세를 취하고, 팔꿈치를 사용하여 겨드랑이의 뒤쪽 모서리를 따라 강하게 자극합니다.

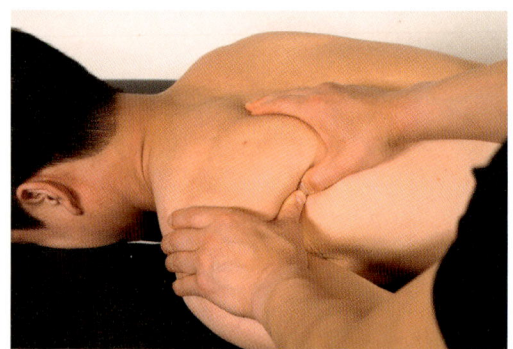

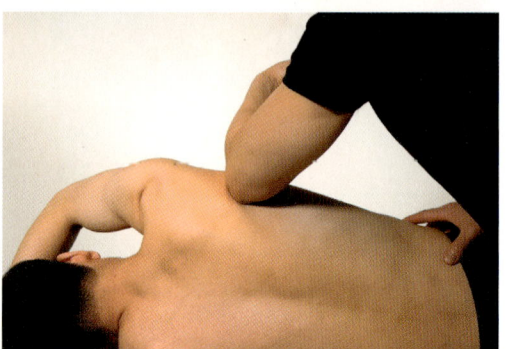

소흉근

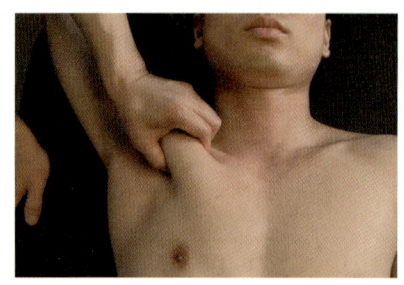 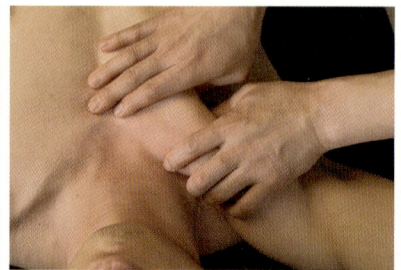 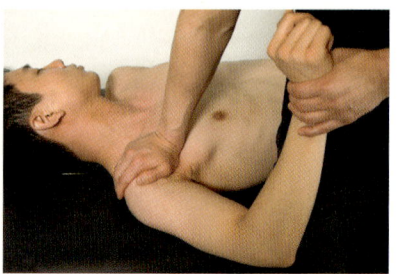

바르게 누운 상태에서 어깨를 내뻗는 자세를 취하고, 양손의 손가락 및 손바닥을 사용하여 대흉근의 외측 모서리 아래로 소흉근을 모아 잡고 강하게 자극합니다.

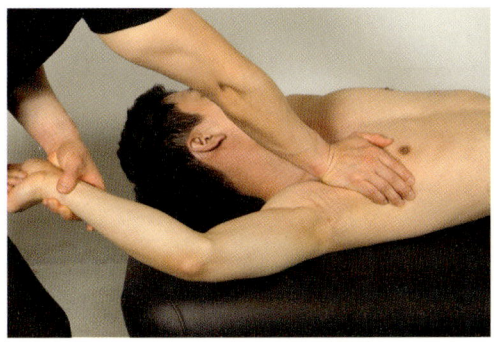 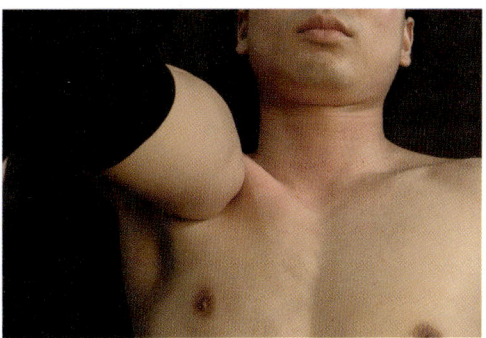

바르게 누운 상태에서 어깨를 내뻗는 자세를 취하고, 팔꿈치를 사용하여 쇄골 아래에서 소흉근을 강하게 자극합니다.

전거근

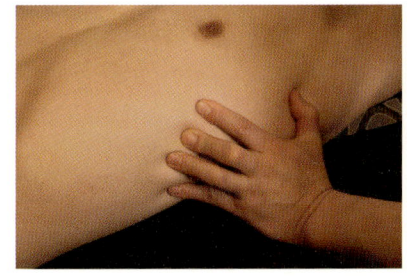 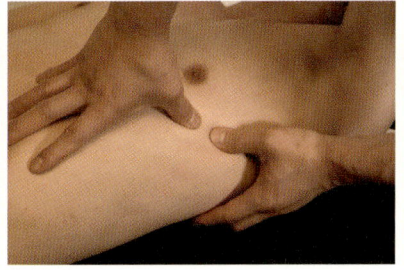 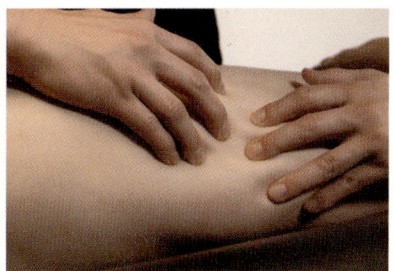

바르게 누운 상태에서 어깨를 내뻗는 자세를 취하고, 손가락을 사용하여 전거근의 섬유를 늘려 주듯이 강하게 자극합니다.

3) 등과 허리 부위 MCT 속근육자극요법

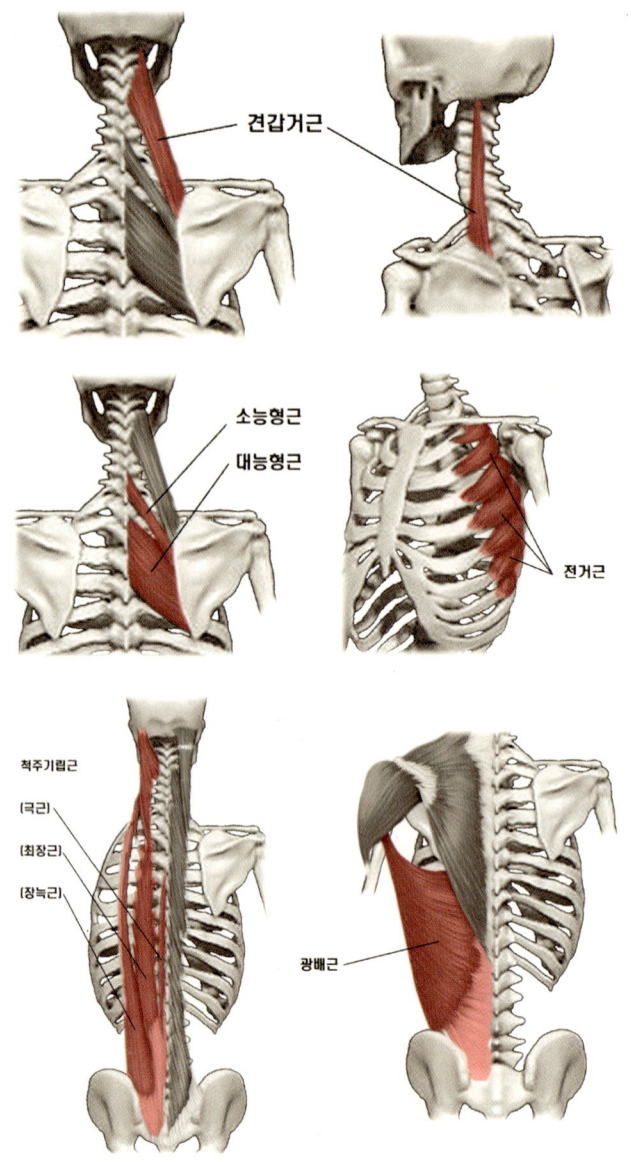

 등과 허리, 특히 허리의 통증을 관리하려면 목과 골반까지 전신적인 MCT 속근육자극요법이 필요합니다. 단순한 통증의 관리 차원에서 나아가 전신적인 체형 교정이 필요한 경우가 많기 때문입니다. 이 장에서는 척주 기립근, 광배근, 요방형근 등 등과 허리 통증의 원인이 되는 근육들에 대한 MCT 속근육자극요법을 설명합니다.

견갑거근

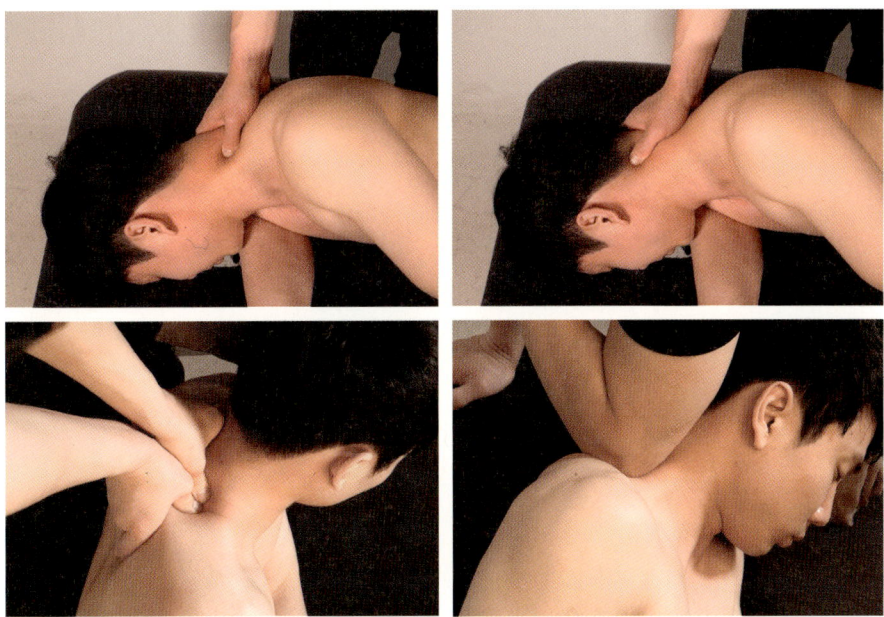

측와위에서 고개를 약간 아래를 향한 자세를 취하고, 엄지손가락 또는 팔꿈치로 견갑거근을 확인하고 견갑골에서부터 상방으로 강하게 자극합니다.

능형근

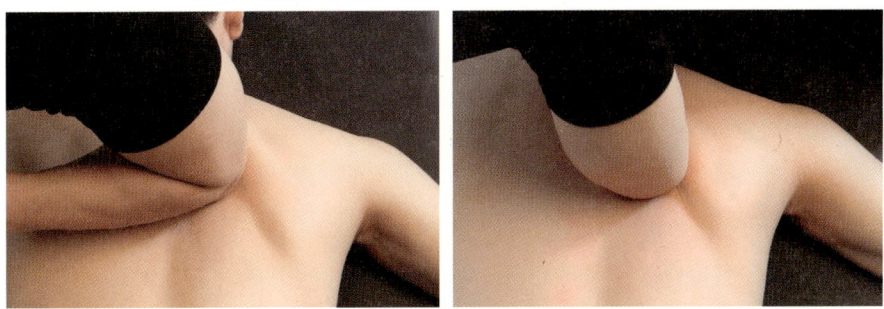

복와위에서 팔을 자연스럽게 내린 자세를 취하고, 팔꿈치를 사용하여 견갑골의 내측 모서리를 따라 상하 방향으로 강하게 자극합니다.

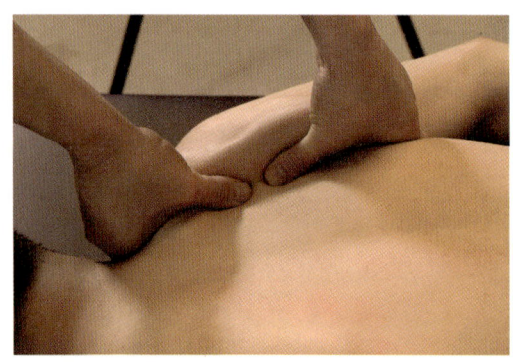

　복와위에서 팔을 자연스럽게 내린 자세를 취하고, 양쪽 엄지손가락을 사용하여 견갑골 내측 모서리의 아래를 깊고 강하게 자극합니다.

전거근

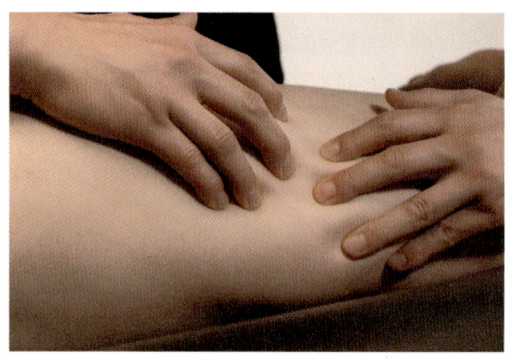

　바르게 누운 상태에서 어깨를 내뻗는 자세를 취하고, 손가락을 사용하여 전거근의 섬유를 늘려 주듯이 강하게 자극합니다.

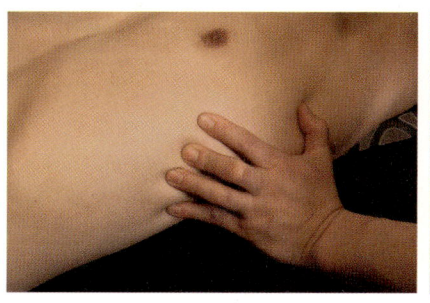
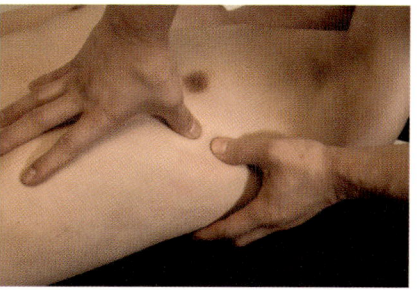

바르게 누운 상태에서 어깨를 내뻗는 자세를 취하고, 엄지손가락을 사용하여 전거근의 근섬유를 따라 늑골 방향으로 강하게 자극합니다.

척주 기립근

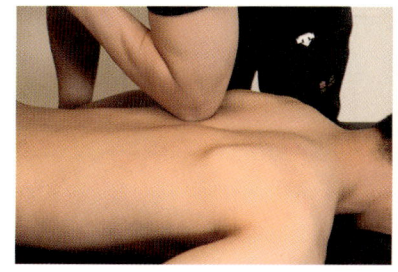
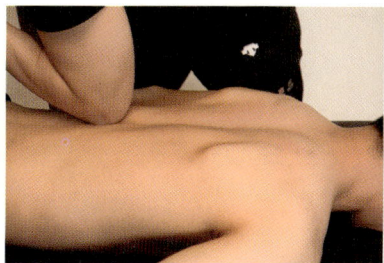
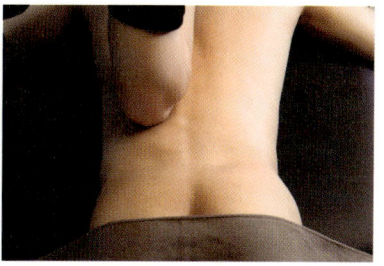

복와위에서 허리 부위를 편하게 노출시키고, 팔꿈치를 사용하여 골반에서부터 요추부와 흉추부 방향으로 적절한 강도로 밀어 주며 자극합니다.

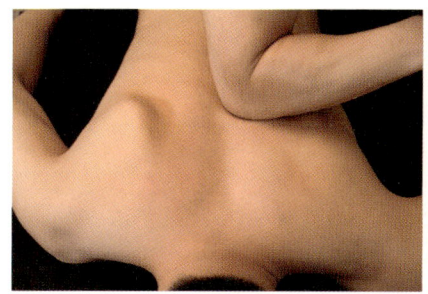
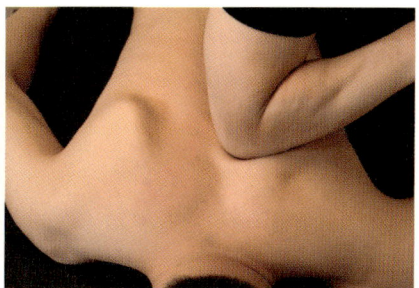

복와위에서 어깨를 편하게 굴곡시키고, 팔꿈치를 사용하여 등에서부터 경추부 방향으로 적절한 강도로 밀어 주며 자극합니다.

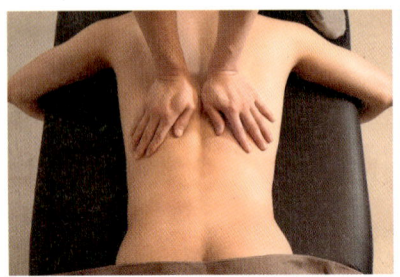 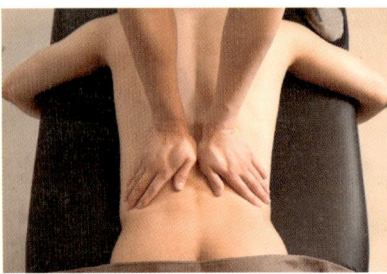 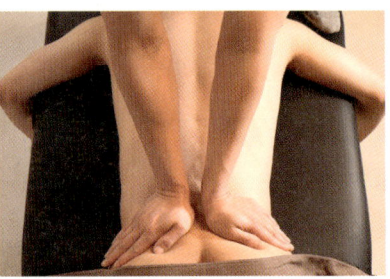

복와위에서 허리 부위를 편하게 노출시키고, 양손을 사용하여 등에서부터 골반 방향으로 쓸어내리듯이 자극합니다.

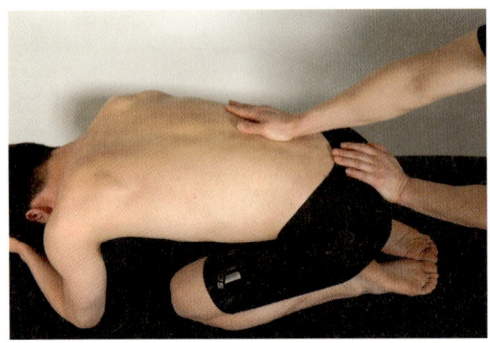 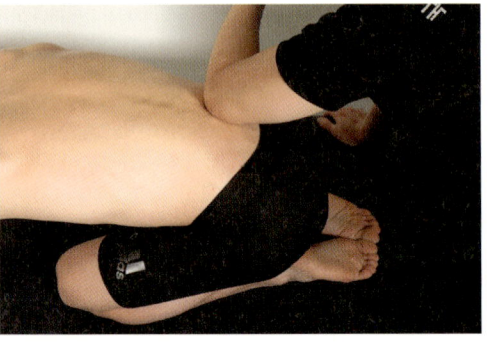

무릎을 꿇고 요추부를 최대한 굴곡하며 엎드린 자세에서, 손바닥 또는 팔꿈치를 사용하여 골반에서 허리 방향으로 강하게 밀며 자극합니다.

광배근

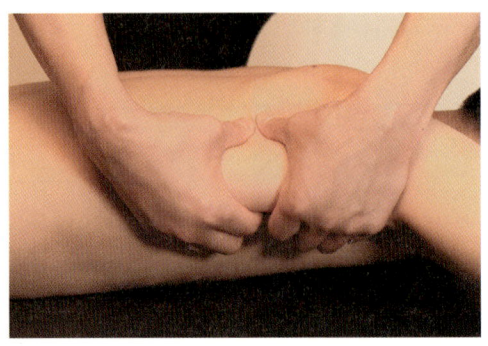

복와위에서 어깨를 내뻗는 자세를 취하고, 양손을 사용하여 가슴의 후외측부를 견갑골 방향으로 강하게 말아 잡고 조이며 자극합니다.

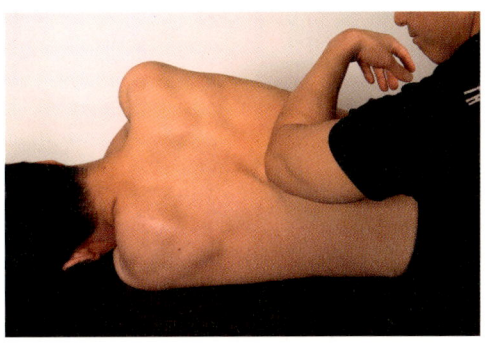

측와위에서 시술자의 전완을 이용하여 장골능에서 상완골 후연 방향으로 넓고 무게 있는 압을 적용하여 밀어 줍니다.

요방형근

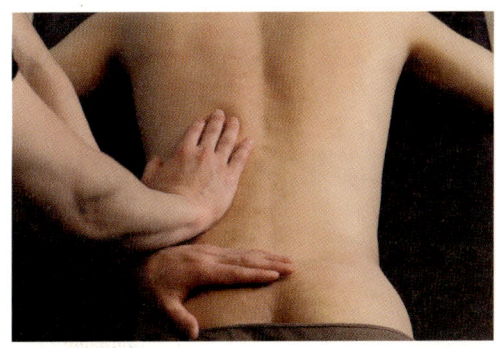 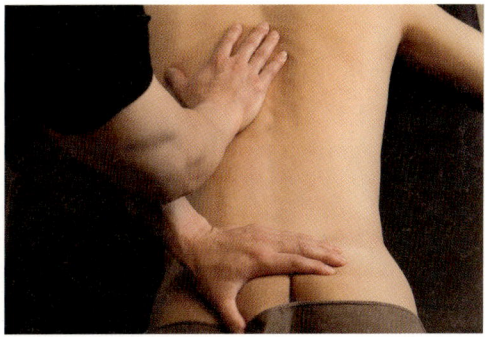

복와위에서 허리 부위를 편하게 노출시키고, 손가락 또는 팔꿈치를 사용하여 허리 외측 부위를 상하로 강하게 밀면서 자극합니다.

4) 골반 부위 MCT 속근육자극요법

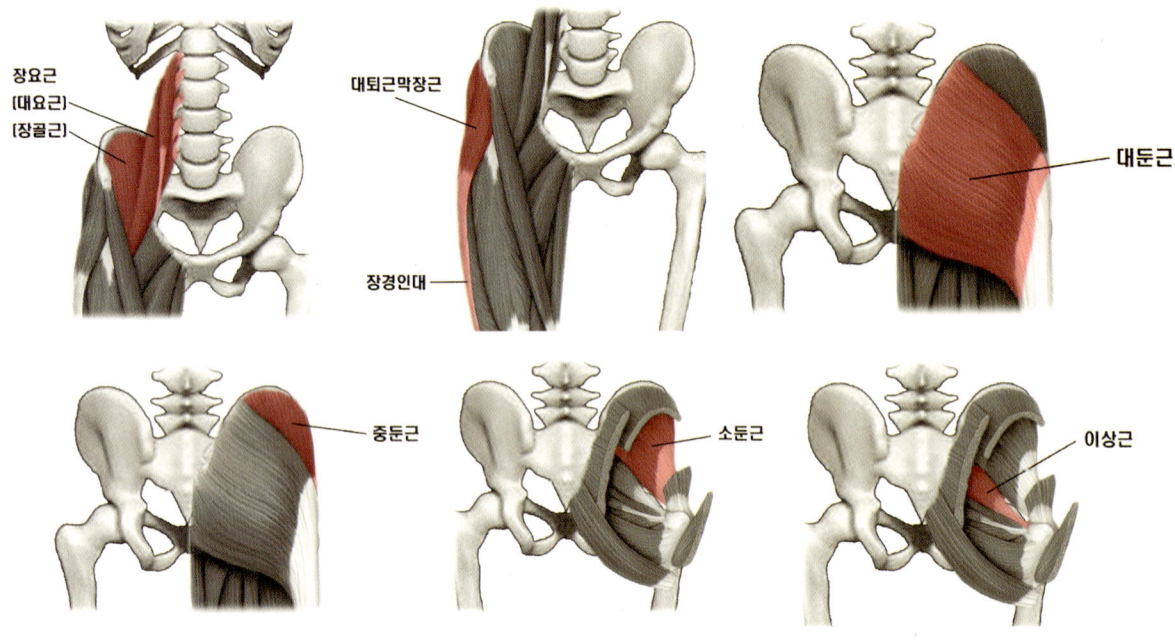

장요근

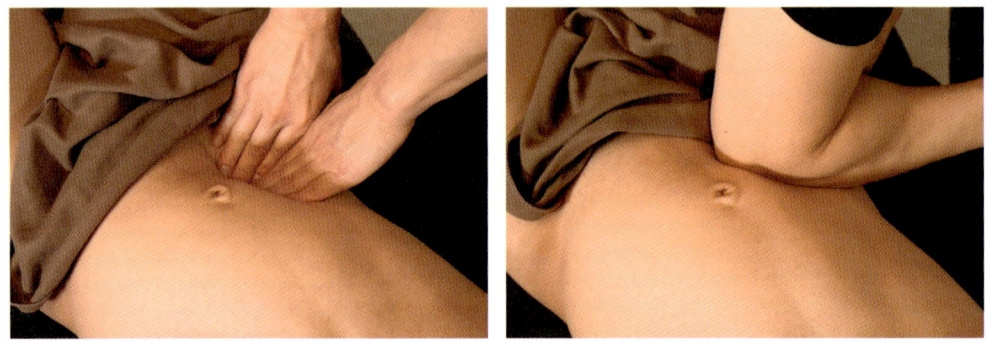

바르게 누운 상태에서 고관절을 굴곡한 자세를 취하고, 손가락 또는 발꿈치를 사용하여 골반의 장골에서부터 배꼽 방향으로 깊게 자극합니다.

대퇴 근막 긴장근

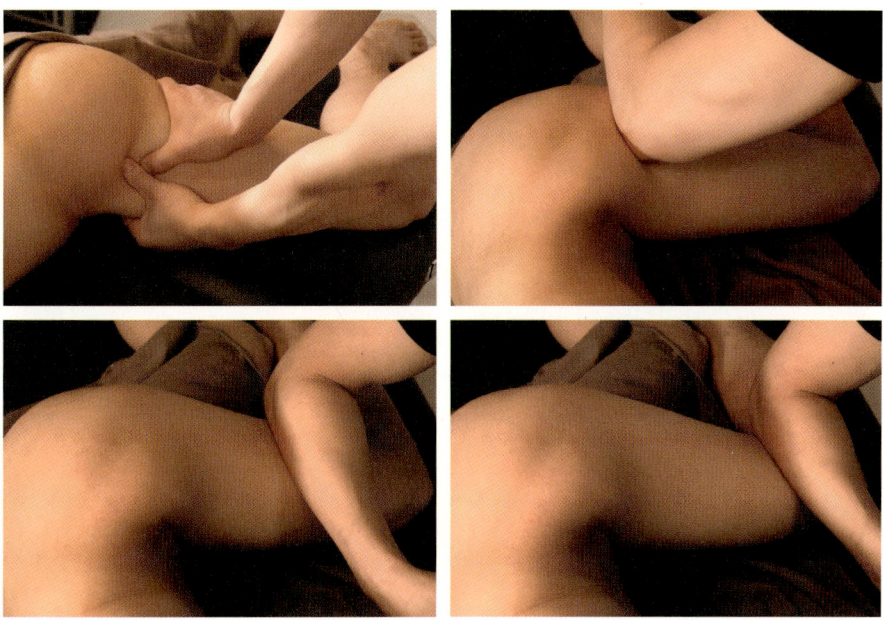

측와위에서 고관절과 슬관절을 90도로 굴곡시킨 자세를 취하고, 양측 엄지손가락으로 강하게 자극합니다.

측와위에서 고관절과 슬관절을 90도로 굴곡시킨 자세를 취하고, 팔꿈치를 사용하여 골반 방향으로 강하게 밀어주며 자극합니다.

대둔근

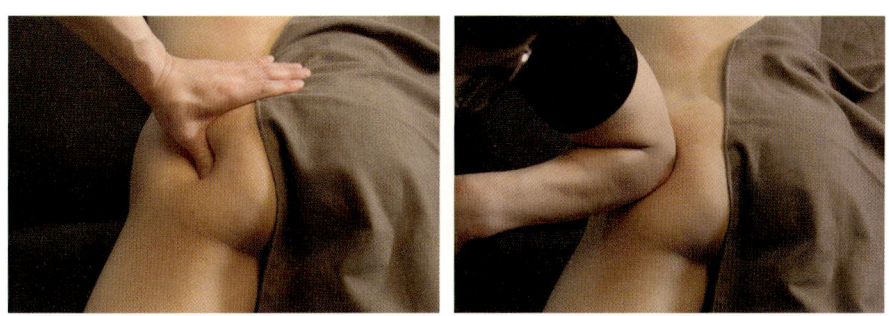

복와위에서 팔꿈치를 사용하여 대둔근 전체에 대해 강하게 자극합니다.

중둔근

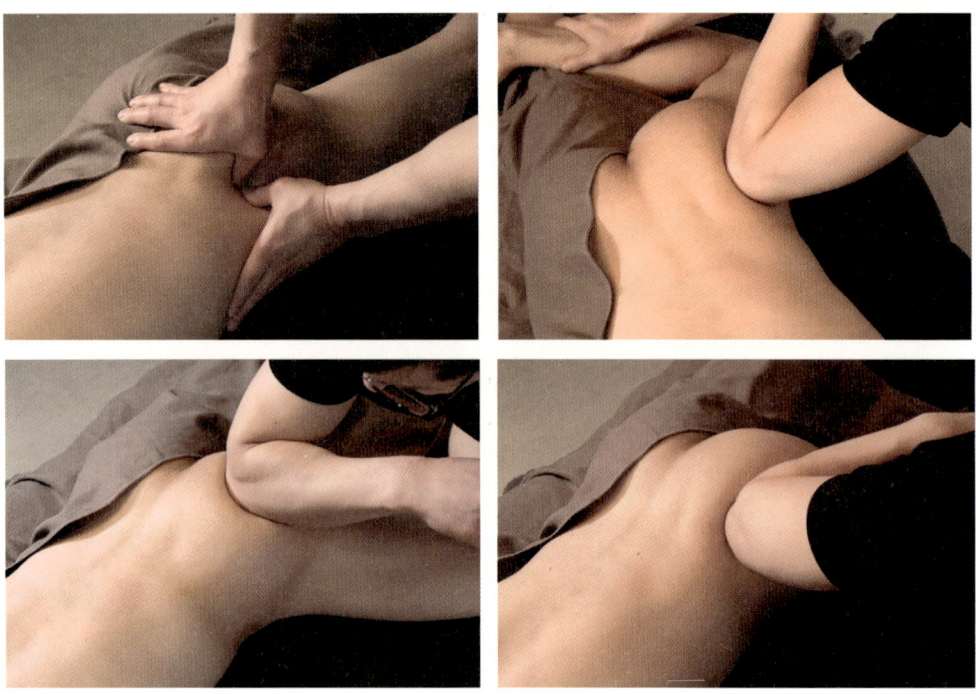

　복와위에서 고관절을 약간 굴곡시킨 자세를 취하고, 팔꿈치 및 엄지손가락을 사용하여 골반의 외측에서부터 내측으로 깊고 강하게 자극합니다.

소둔근

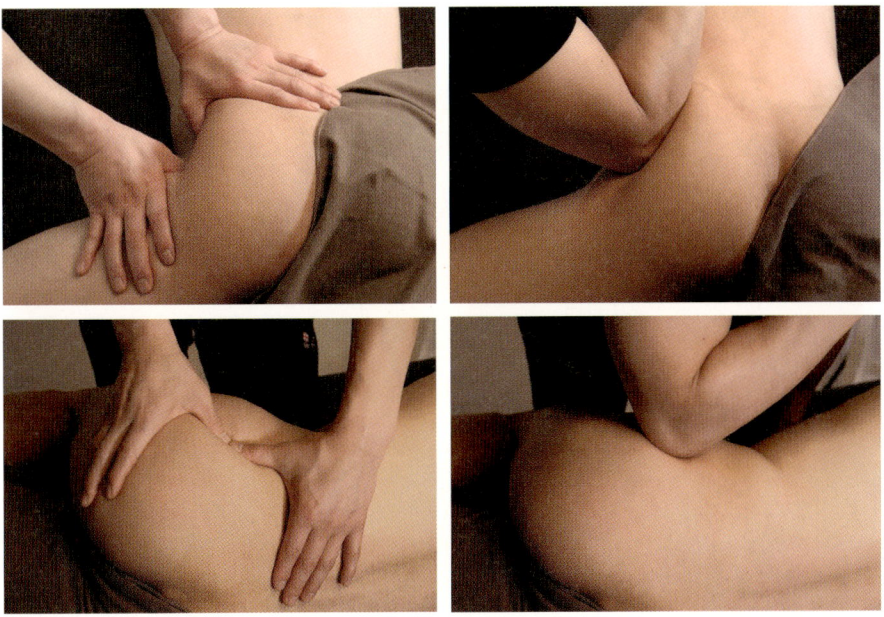

측와위에서 고관절을 완전히 굴곡한 자세를 취하고, 팔꿈치 및 엄지손가락을 사용하여 골반의 장골부로부터 천골 방향으로 깊고 강하게 자극합니다.

이상근

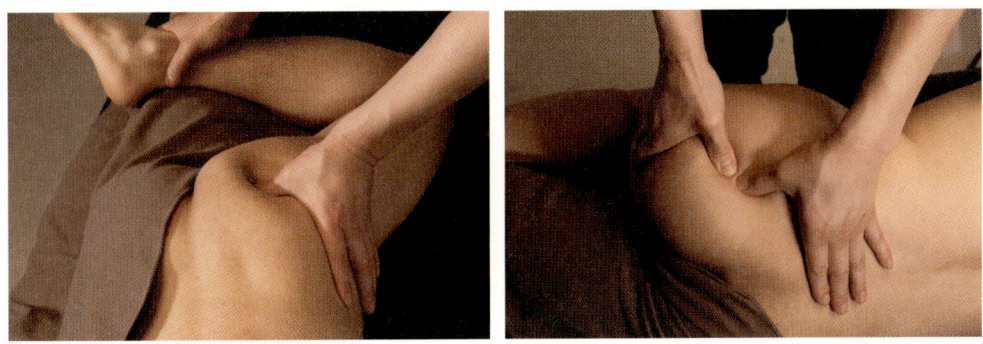

측와위에서 고관절을 완전히 굴곡한 자세를 취하고, 팔꿈치 및 엄지손가락을 사용하여 천골과 대퇴골의 대전자 사이를 깊고 강하게 자극합니다.

5
키 크는 MCT 스트레칭

1) 뒷목 늘리기

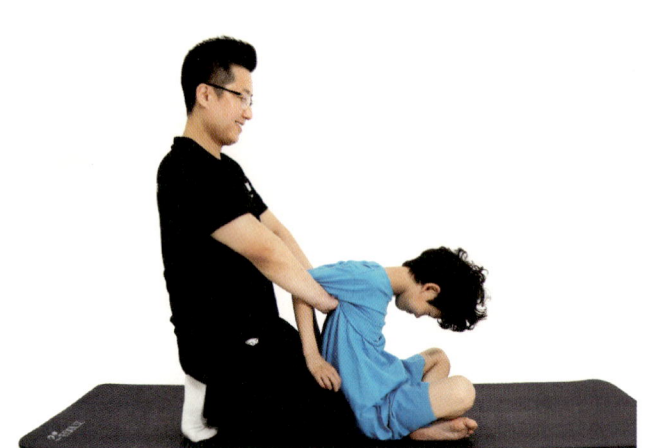 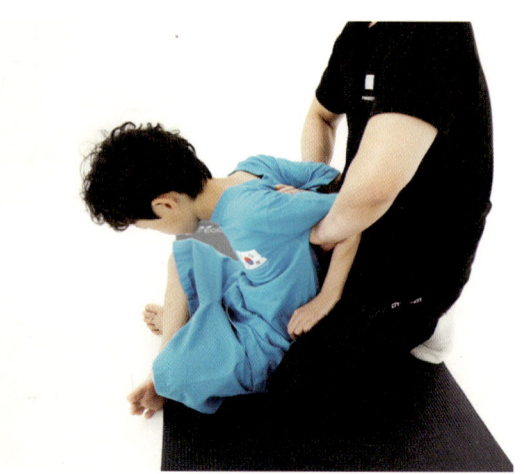

대상자: 아빠다리로 앉아서 배꼽을 바라보고 몸에 힘을 빼세요.

시행자: 무릎으로 대상자의 엉덩이를 고정하고, 양팔을 대상자의 팔꿈치 안쪽에 껴서 등쪽으로 모아 줍니다.

2) 앞목 늘리기

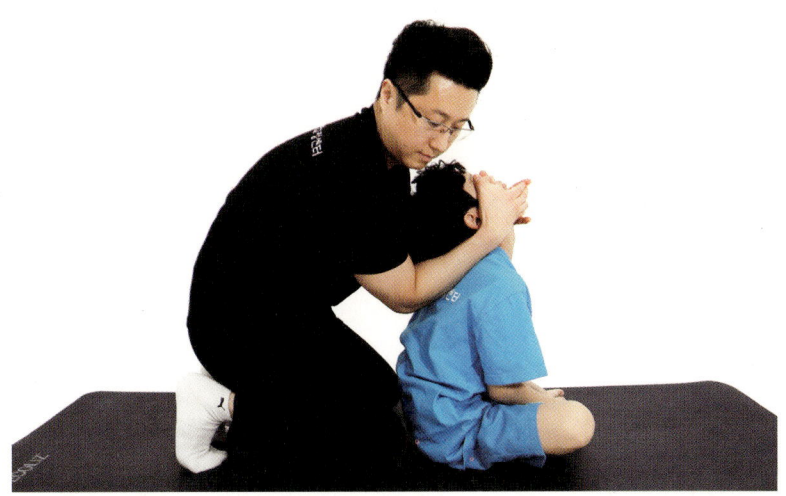

대상자: 아빠다리로 앉아서 몸에 힘을 빼세요.

시행자: 무릎으로 대상자의 몸을 지지하고, 깍지를 껴서 대상자의 턱을 천천히 들어 줍니다.

3) 상체 관절 열어 주기

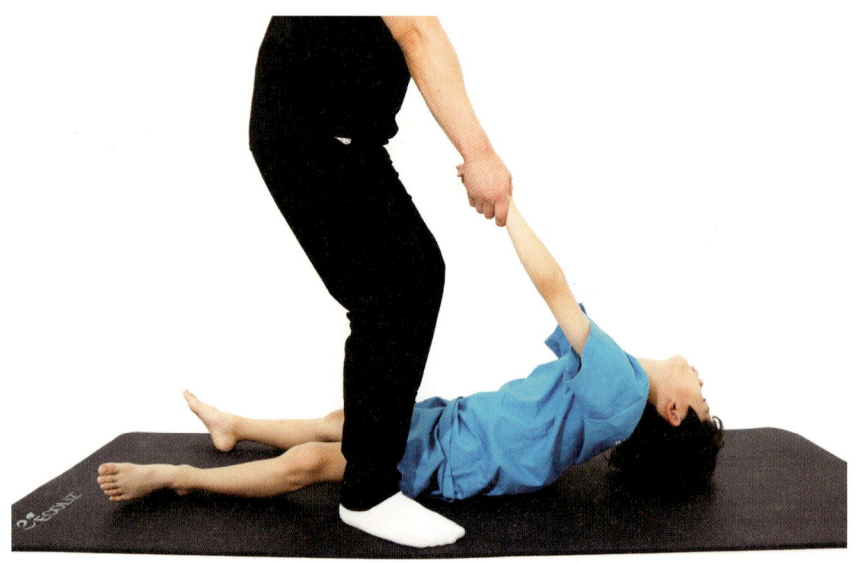

대상자: 등을 대고 누워 몸에 힘을 빼세요.

시행자: 대상자를 바라보고 서서 양손으로 대상자의 손목 또는 팔을 잡고 머리가 바닥에서 들릴 만큼 올려 줍니다. 상체 무게로 인해 목, 어깨, 팔꿈치, 손목 등 상체 관절을 자연스럽게 열어 주며 자극할 수 있습니다.

4) 등 돌리기

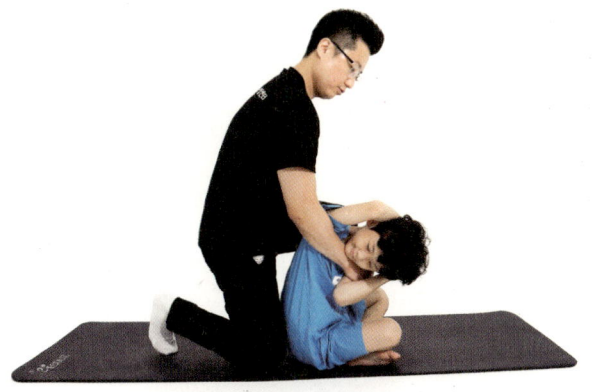

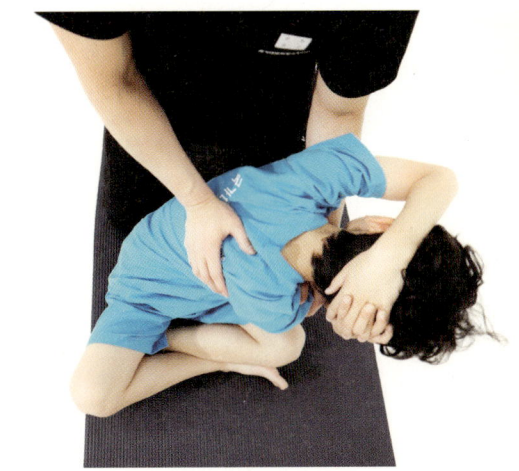

대상자: 아빠다리로 앉아 머리 뒤에 깍지를 끼고 팔꿈치를 가슴 앞으로 모아 줍니다.

시행자: 오른쪽 무릎은 바닥에, 왼쪽 무릎은 세워서 대상자의 왼쪽 몸통을 지지합니다.
　　　　왼쪽 손으로 대상자의 오른쪽 팔꿈치를 왼쪽으로 잡아당겨 몸통을 돌려 줍니다.

5) 가슴 열기

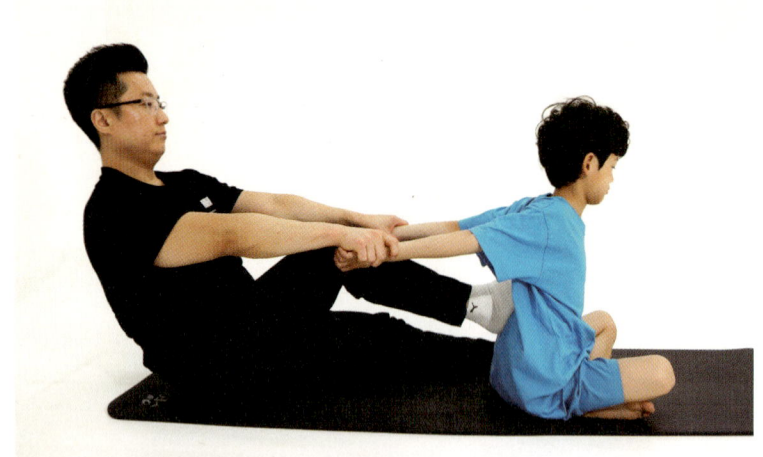

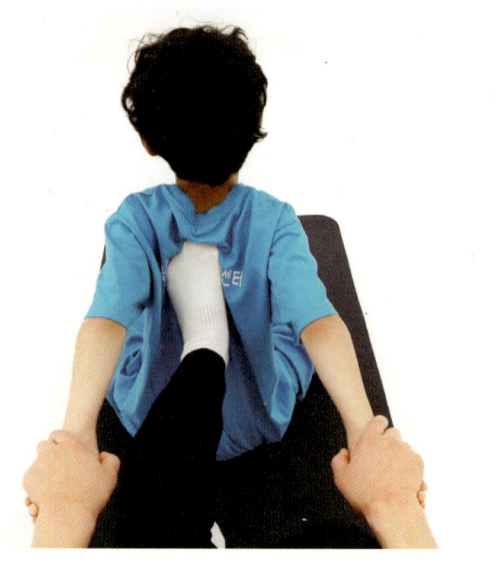

대상자: 아빠다리로 앉아 양팔을 등 뒤로 뻗고 정면을 바라봅니다.

시행자: 다리를 뻗어 시행자의 엉덩이를 밀어 주고 양손으로 대상자의 손목을 잡습니다.
한쪽 발을 떼서 날개 뼈 사이로 천천히 밀어 주어 가슴을 열어 줍니다.

6) 척추 스트레칭

a.

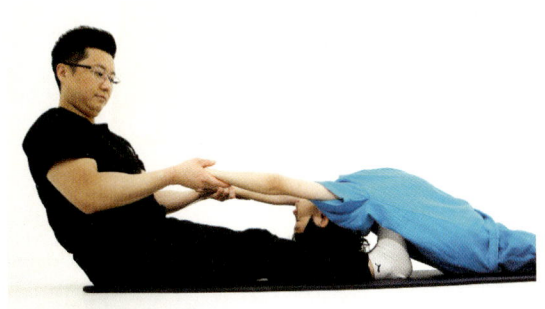

대상자: 다리를 뻗고 앉아 시행자의 지시에 따라 뒤로 손을 뻗고, 몸에 힘을 뺍니다.

시행자: 다리를 모아 뻗어서 대상자의 날개 뼈 바로 아래 발끝을 꺾어 받쳐 줍니다. 대상자의 머리를 지지하며 몸을 뒤로 눕혀 주고, 대상자의 양 손목을 잡아 가능한 만큼 뒤로 젖혀서 가슴과 겨드랑이를 활짝 열어 줍니다.

b.

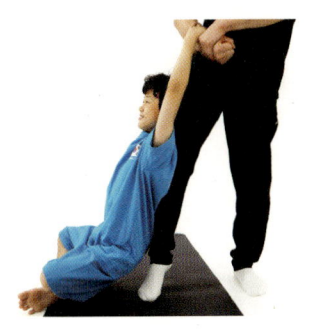 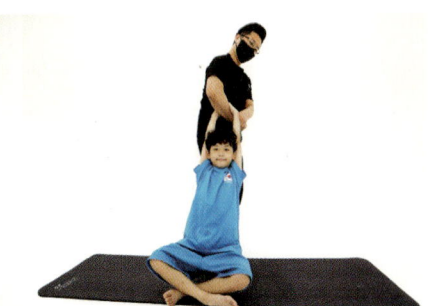

대상자: 아빠다리로 앉아서 양손을 깍지 껴서 시행자의 팔에 매달립니다.

시행자: 대상자 뒤에 옆을 바라보고 서서, 대상자가 팔에 매달릴 수 있도록 걸어 줍니다. 대상자 측 다리로 등을 받쳐서 지지하면서 팔을 천천히 들어 올립니다.

7) 다리 뒤쪽 늘려 주기

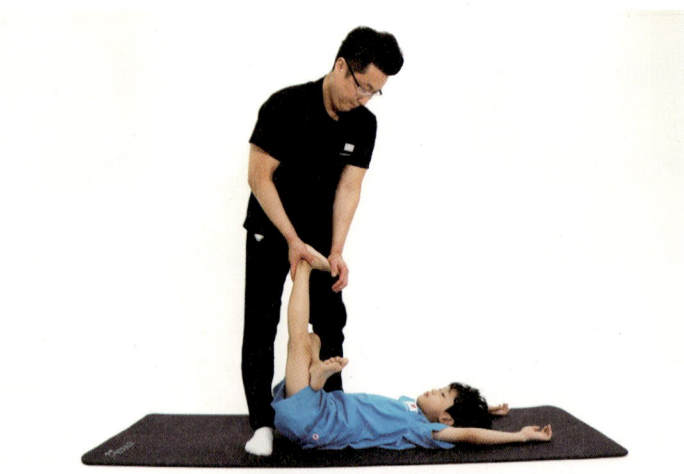

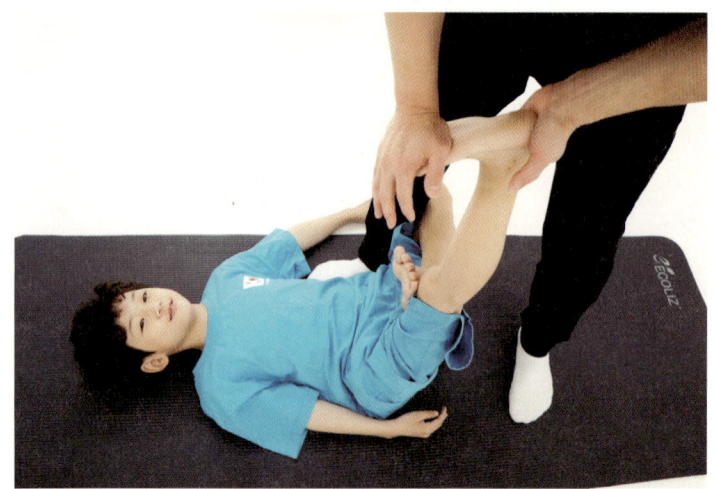

대상자: 등을 대고 누운 상태에서 한쪽 무릎을 구부려 반대쪽 허벅지 위에 발을 올려 둡니다.

시행자: 한쪽 다리를 시행자의 구부린 무릎 앞쪽으로 걸어 오금으로 밀어 줍니다. 양손으로 뻗은 다리의 발끝을 대상자의 배꼽 쪽으로 밀어 주면 허벅지, 종아리가 길게 늘어납니다.

8) 엉덩이 늘려 주기

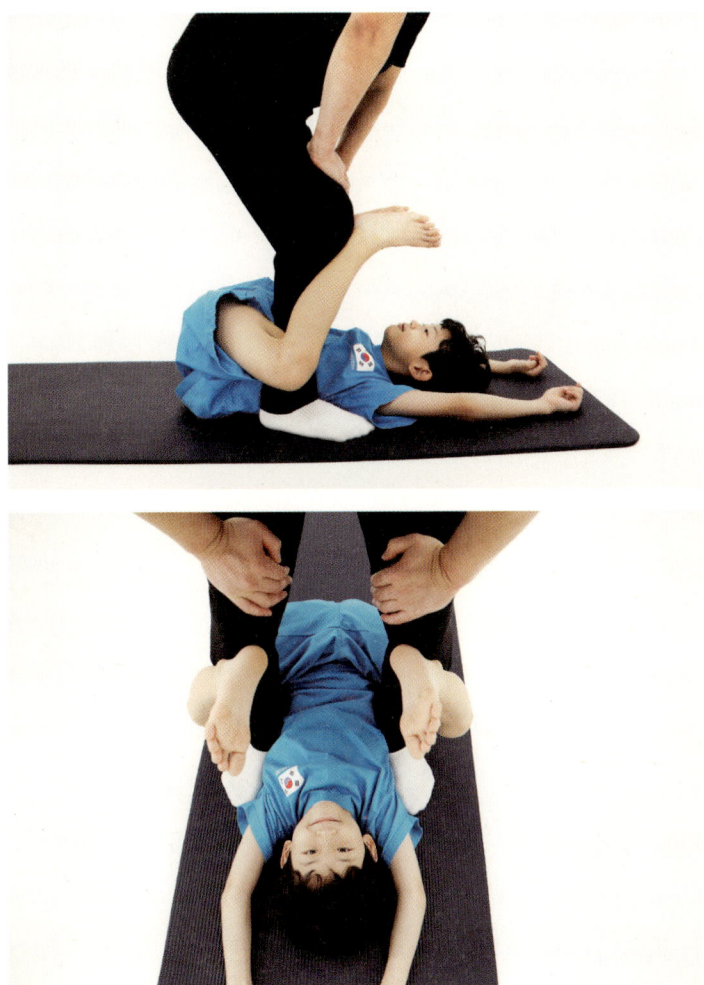

대상자: 등을 대고 누워서 다리를 들어 시행자의 다리를 바깥에서 안으로 감싸 걸어 줍니다.

시행자: 대상자의 다리를 바깥쪽으로 감아서 뒤꿈치가 시행자의 무릎에 걸리게 합니다. 천천히 무릎을 구부려 자세를 낮추면 대상자의 무릎이 구부려지면서 엉덩이부터 허벅지까지 근육이 시원하게 늘어납니다.

9) 허벅지 안쪽 늘려 주기

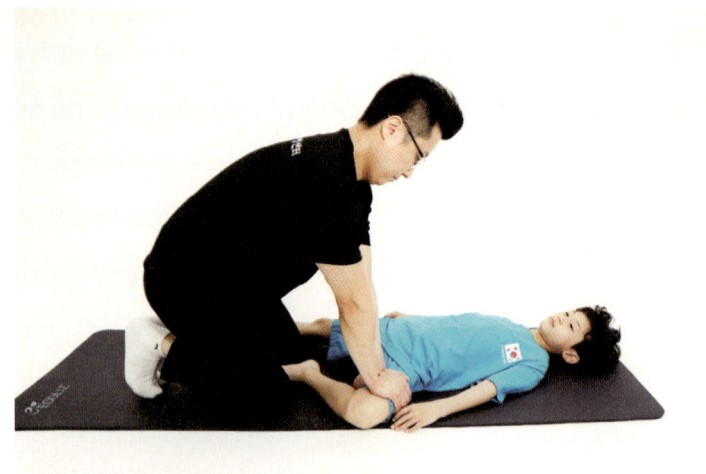

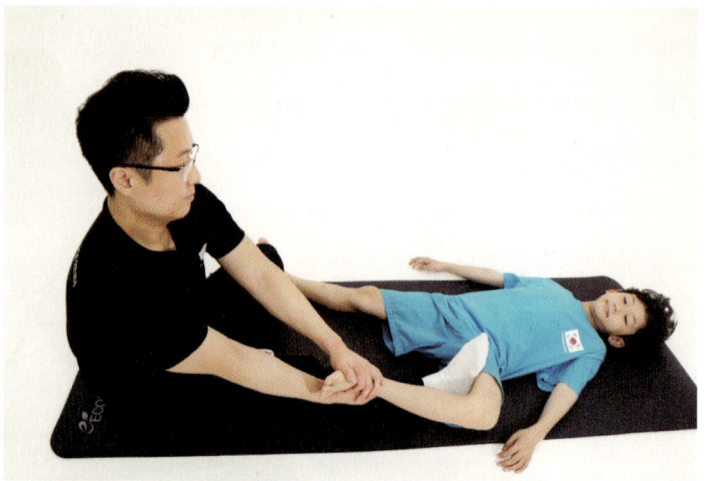

대상자: 등을 대고 누워서 한쪽 무릎을 접어 벌립니다. (개구리 다리 자세)

시행자: 구부린 다리의 허벅지 안쪽을 손바닥으로 눌러 주거나, 한쪽 발을 허벅지에 대고 양손으로 대상자의 발목을 잡아 조금씩 당겨 줍니다.

10) 허벅지 바깥쪽 늘려 주기

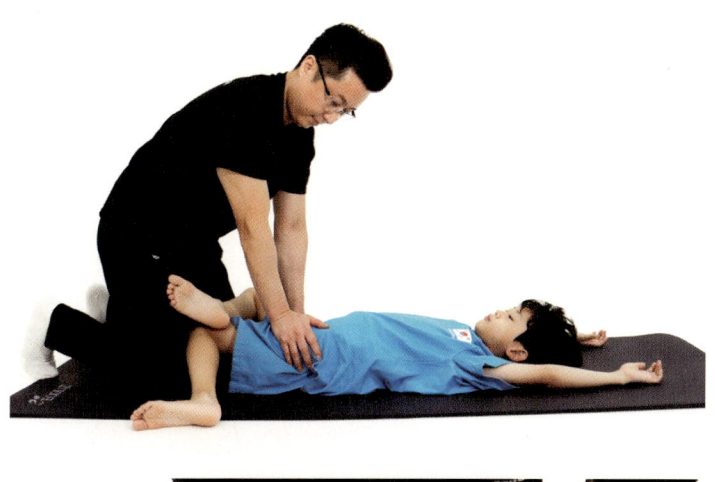

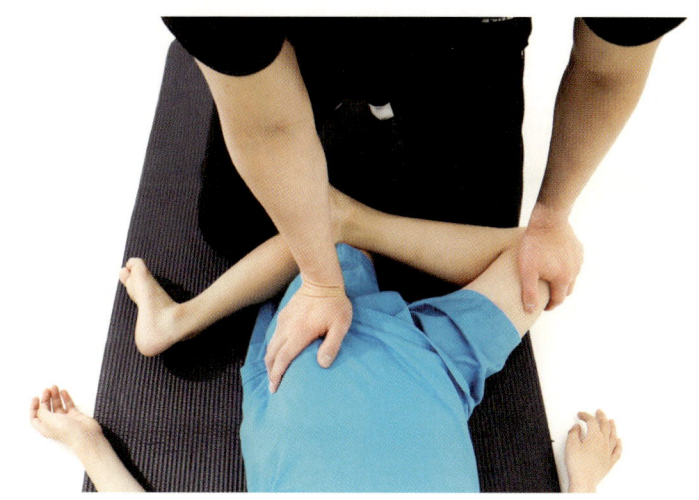

대상자: 등을 대고 누워서 한쪽 다리는 엉덩이 바깥쪽으로 무릎을 접어 두고, 다른 쪽 발을 접은 무릎 위에 올려 둡니다.

시행자: 고관절 내회전을 만든 다리의 허벅지 바깥쪽, 서혜부 부위를 바닥을 향해 눌러 줍니다.

11) 허벅지 앞쪽 늘려 주기

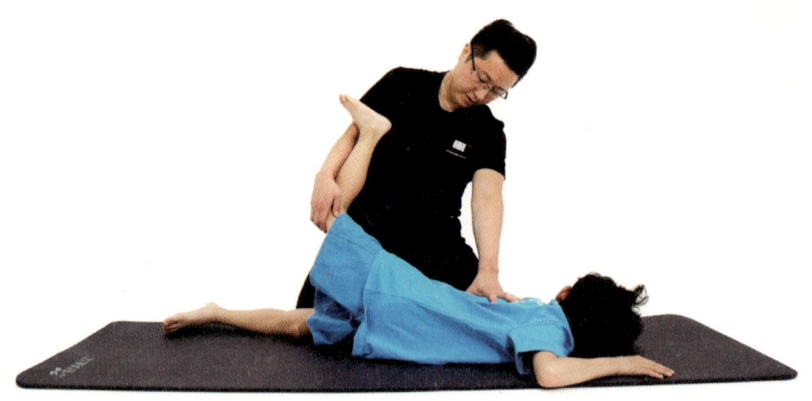

대상자: 한쪽 뺨을 바닥에 대고 엎드려 눕습니다. 몸에 절대 힘을 주지 않습니다.

시행자: 한쪽 다리의 무릎을 구부려 반대쪽으로 천천히 들어 올립니다. 이때, 등을 살짝 눌러주면 배, 서혜부, 허벅지 앞쪽 근육을 많이 늘릴 수 있습니다.

체격이 큰 경우, 시행자가 다리를 들어 올리는 데 힘이 많이 듭니다. 그럴 땐 변형된 방법을 사용할 수 있습니다. 대상자의 왼쪽 무릎을 바깥쪽으로 구부려 발을 오른쪽 허벅지 위에 올려 둡니다. 오른쪽 무릎을 뒤로 접어 왼쪽 발을 오금 사이에 끼웁니다. 그 상태로 왼쪽 무릎을 위로 들어 주면 시행자가 조금 더 편하게 보조할 수 있습니다.

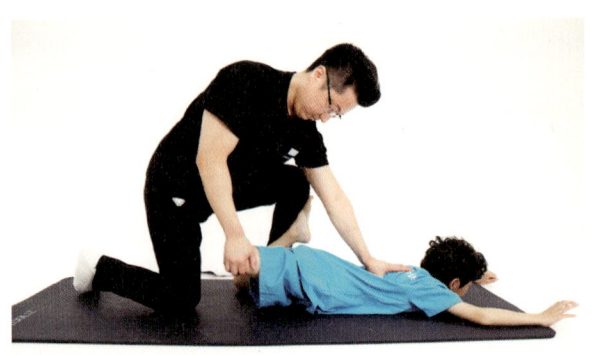 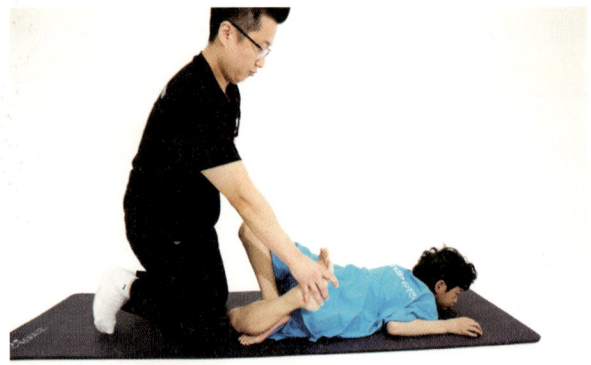

12) 하체 관절 열어 주기

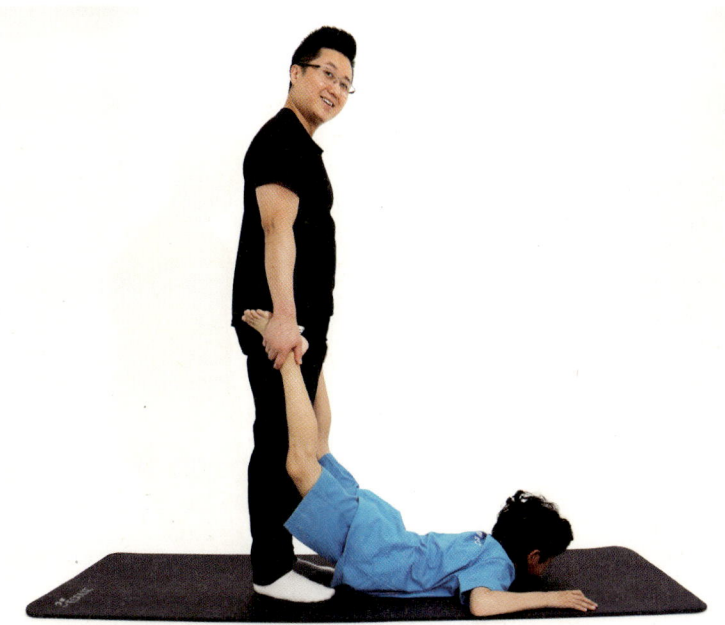

대상자: 한쪽 뺨을 바닥에 대고 엎드려 눕습니다. 몸에 절대 힘을 주지 않습니다.

시행자: 대상자의 발목을 손으로 감싸서 천천히 들어 올립니다. 다리를 올리는 만큼 대상자에게 가까이 걸어가서 대상자의 다리와 시행자의 다리가 맞닿을 수 있도록 하여 지지해 줍니다.

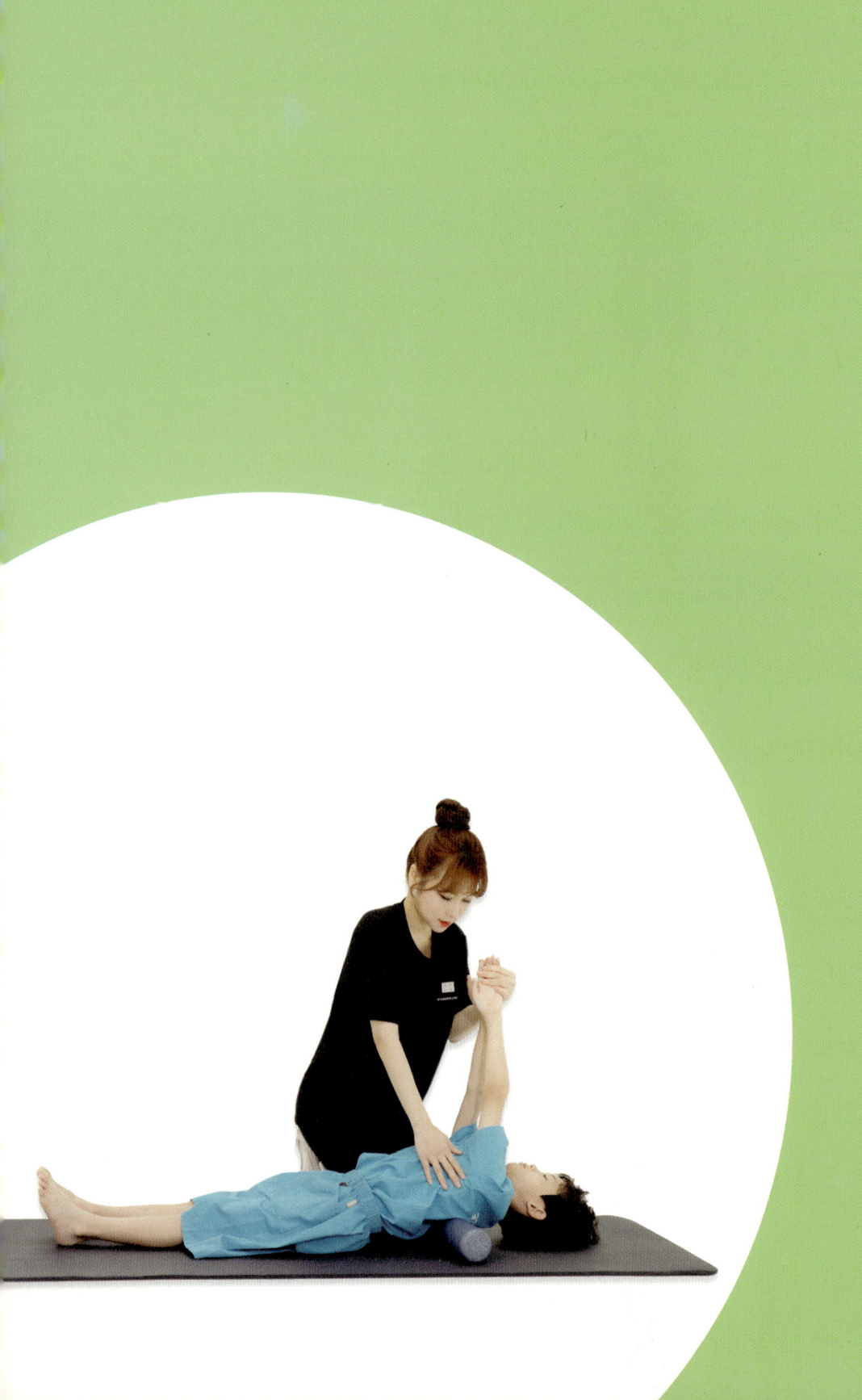

III
밸런스 킹
체형별 운동법

1. 자세 분석
2. 일상생활 바른 자세
3. 체형별 운동법
   [일자목, 거북목, 라운드 숄더]
   [골반 전방경사, 엑스다리]
   [골반 후방경사, 오다리]
   [어깨 불균형, 척추 옆굽음증]
4. 커플 운동

1
자세 분석

1) 정면 사진

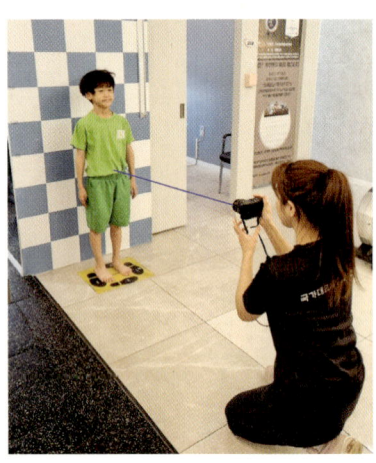

[촬영 방법]

대상자: 벽에서 한 보 떨어져 섭니다.
촬영자: 카메라를 대상자의 배꼽 높이로 맞추어 머리부터 발끝까지 찍습니다.

[분석]

세로선: 이마 중앙-코-인중-쇄골 중앙-배꼽-바지 봉제선까지 이은 선이 수직선과 일치하는지 확인합니다.
가로선: 양쪽 어깨를 가로지르는 선을 그어 어깨 좌우 높이를 확인합니다.
양쪽 발목과 발바닥 아치의 무너짐이 없는지 확인합니다.

※ 확인 가능한 특성: 척추 옆굽음증, 어깨 불균형, 골반 불균형, 말린 어깨, 엑스다리, 오다리, 얼굴 비대칭 등

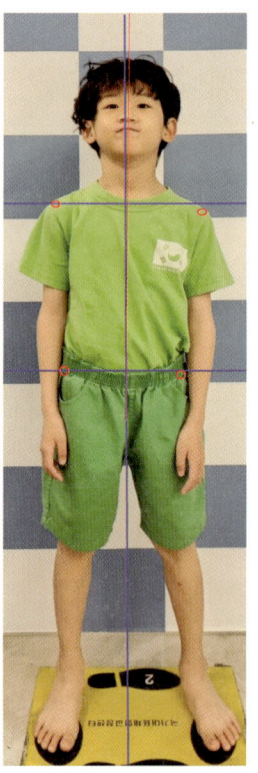

[예시]

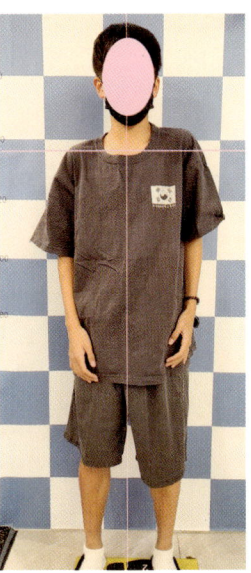

척추를 기준으로 양쪽 기립근의 불균형적 뭉침, 승모근의 뭉침, 척추 옆굽음증 등으로 양쪽 날개 뼈의 높이가 달라져 어깨 높이가 다르게 보입니다.

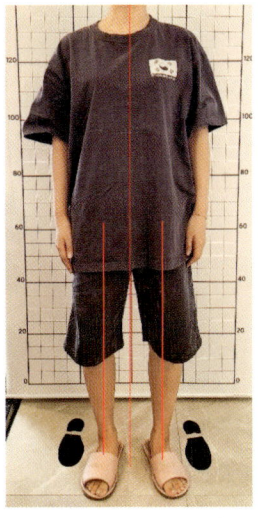

골반 근육과 다리 안쪽 근육의 약화로 무릎이 벌어진 오다리가 확인됩니다.

Ⅲ. 밸런스 킹 체형별 운동법   59

2) 체전굴 사진

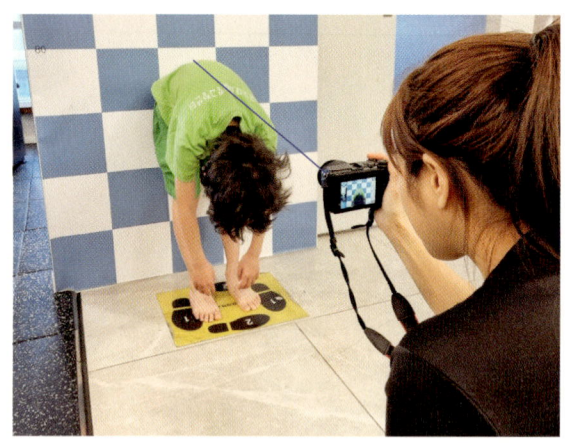

대상자: 다리를 모으고 서서 허리를 숙여 머리와 팔을 바닥으로 떨어뜨립니다.

촬영자: a. 서서 허리 라인을 찍습니다.

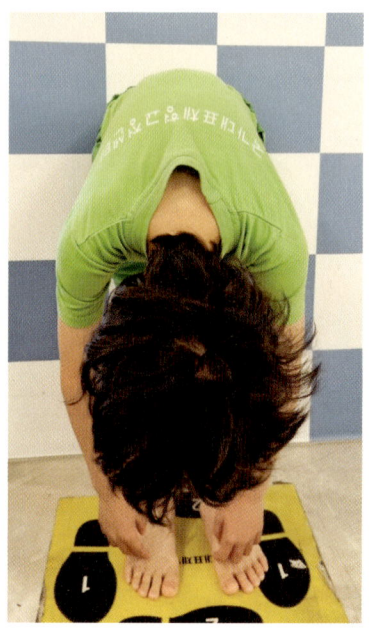

b. 무릎을 살짝 구부려 등 라인을 찍습니다.

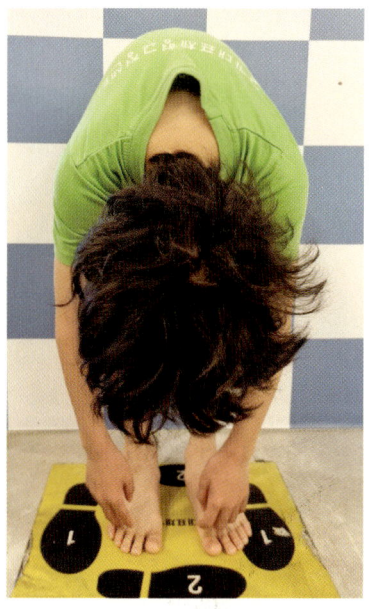

c. 무릎을 꿇고 앉아 라인을 찍습니다.

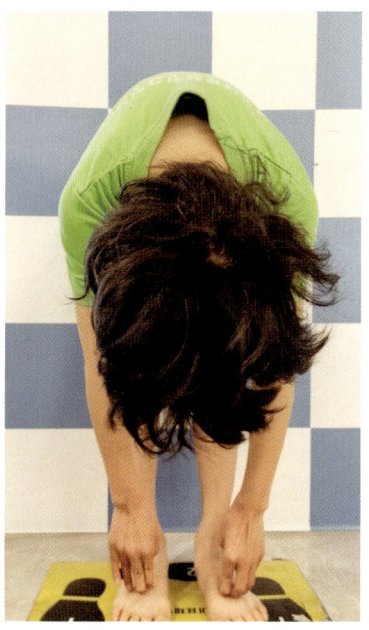

d. 대상자의 측면으로 자리를 옮겨 옆모습을 찍습니다.

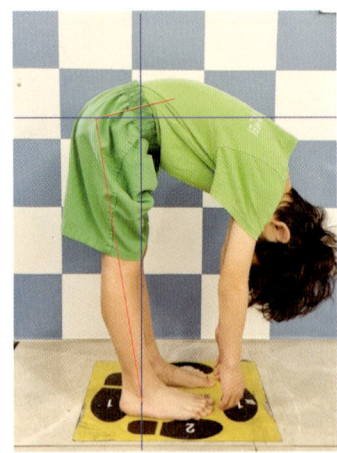

[분석]

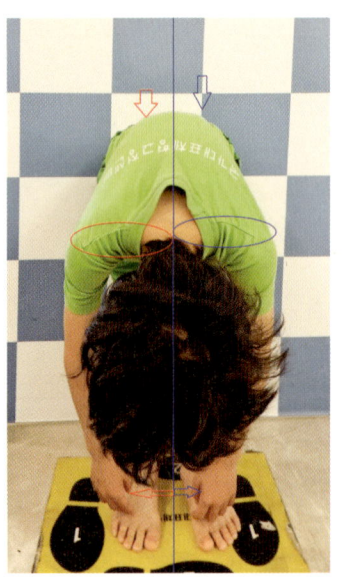

체전굴 정면

- 세로선: 다리 중앙으로 세로선을 그었을 때 양쪽 등의 면적이 같은지, 머리는 중앙에 위치하는지 확인합니다.
- 가로선: 양쪽 등 높이가 같은지 확인합니다.

체전굴 측면

- 세로선: 복사뼈에 맞게 세로선을 그었을 때 엉덩이가 뒤로 밀리는 정도를 확인합니다.
- 가로선: 고관절이 접히는 주름에 맞게 가로선을 그었을 때 등의 말림 정도를 확인합니다.

※ 확인 가능한 특성: 척추 옆굽음증, 골반 불균형, 등 근육 불균형, 다리 유연성, 고관절 유연성

[예시]

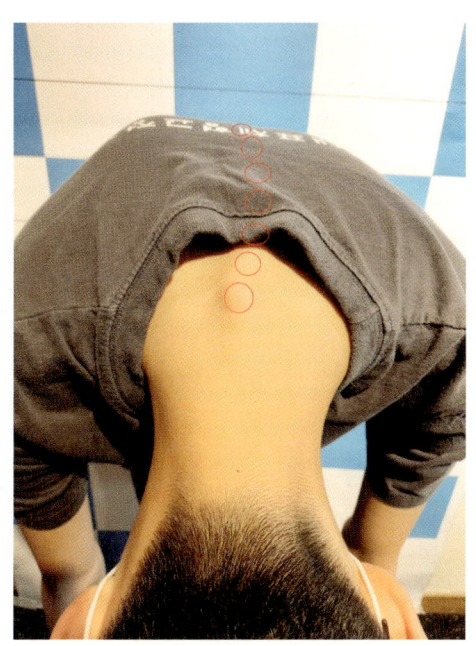

 허리 숙인 자세에서 마른 사람들은 척추 돌기가 도드라지게 보입니다. 옷을 벗은 상태에서 척추뼈의 틀어짐을 체크할 수 있으며, 척추를 기준으로 양쪽 기립근의 높이, 등의 면적이 다르게 보이기도 합니다. 대부분은 기립근의 불균형적 뭉침으로 인한 현상이며 실제로 척추뼈의 3차원적 회전으로 척추 옆굽음증을 가진 경우 이렇게 보이기도 합니다.

[예시]

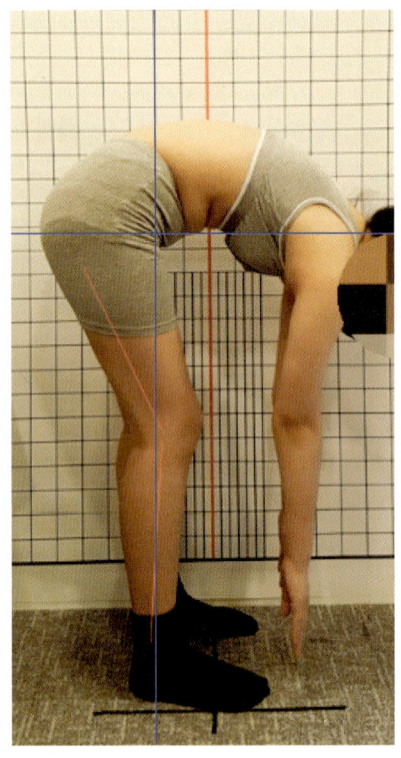

　허벅지, 종아리 뒤 근육이 짧고 유연하지 못해 고관절을 접어 허리를 숙이는 자세에서 무릎이 접히고, 허리가 둥글게 말리는 현상이 있습니다. 다리 뒤 근육을 충분히 늘려 주면 고관절이 깊게 접히면서 허리 말림이 덜해서 허리를 보호할 수 있습니다.

3) 측면 사진

대상자: 왼쪽 또는 오른쪽을 바라보고 섭니다.

촬영자: a. 대상자의 골반 높이에 카메라를 맞추어 찍습니다.

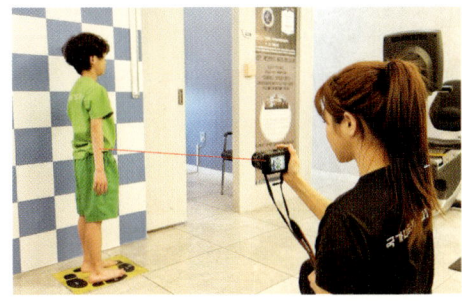

b. 대상자의 어깨 높이에 카메라를 맞추어 찍습니다.

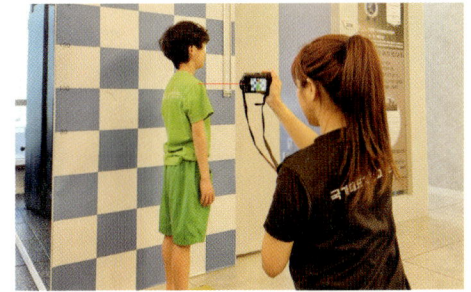

[분석]

복사뼈와 맞게 세로선을 그었을 때 무릎 중심-고관절 중심-어깨 관절-귓불까지 일직선상에 위치했을 때 이상적입니다.

머리는 앞뒤로 기울어지지 않습니다. 등뼈는 뒤쪽으로 볼록하고 허리뼈는 앞쪽으로 볼록합니다. 골반은 좌골극과 치골결합이 동일한 수직선

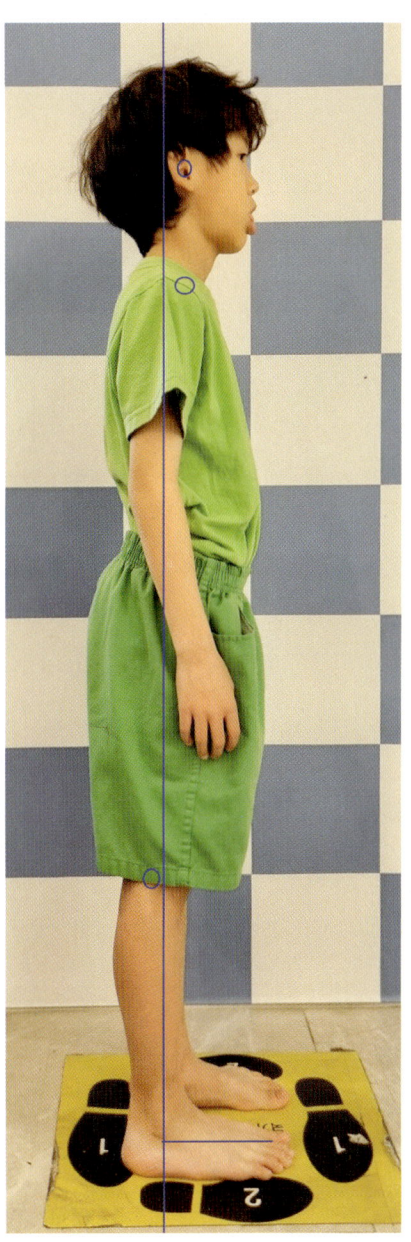

상에 위치하고, 무릎이 굽혀지거나 과하게 펴지지 않은 상태가 이상적입니다.

※ 확인 가능한 특성: 거북목, 일자목, 말린 어깨, 새우등, 편평등, 요추 과전만, 일자허리, 골반 전방경사, 골반 후방경사, 무릎 과신전

[예시]

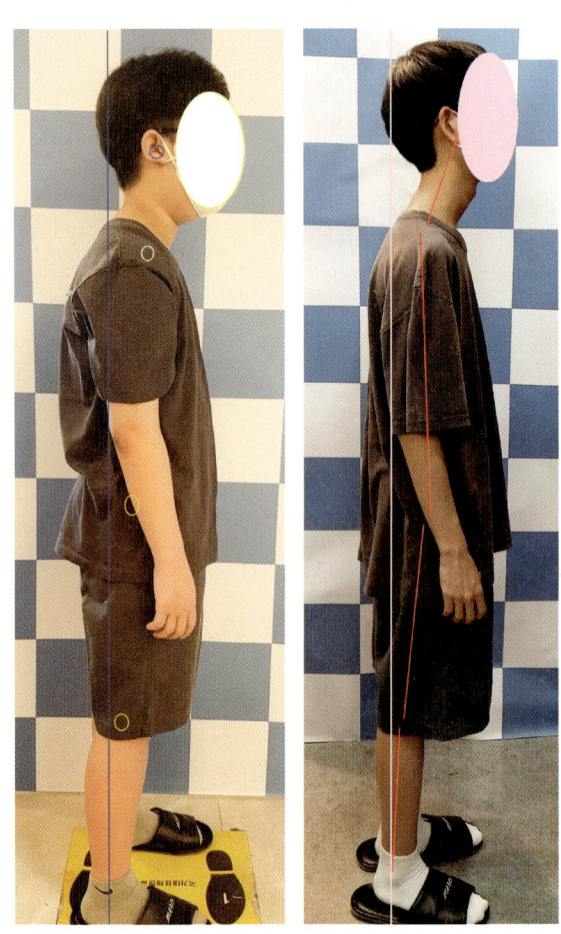

아랫목은 굴곡, 윗목은 신전하여 목의 전만 커브가 소실되어 고개가 앞으로 빠진 거북목이 확인됩니다. 어깨뼈가 앞으로 말린, 말린 어깨가 심하며 골반은 몸의 뒤쪽으로 기울어진 골반 후방경사와 다리 뒤 근육이 짧아져 무릎이 굴곡된 상태를 확인할 수 있습니다.

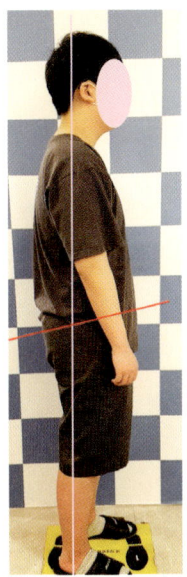

골반이 뒤쪽으로 기울어져서 허리의 전만 커브가 소실되고 무릎이 구부정한 상태입니다.

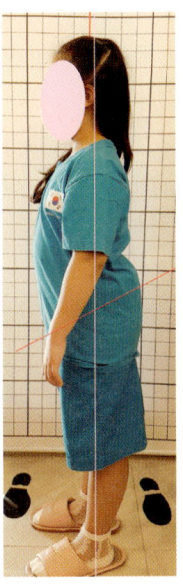

골반이 앞쪽으로 기울어져 오리 엉덩이처럼 보이고 무릎이 과신전된 상태입니다. 복부 근육이 비정상적으로 이완됩니다.

4) 후면 사진

대상자: 벽에서 한 보 떨어져 뒤돌아섭니다.

촬영자: a. 엉덩이 높이에 카메라를 맞추어 찍습니다.

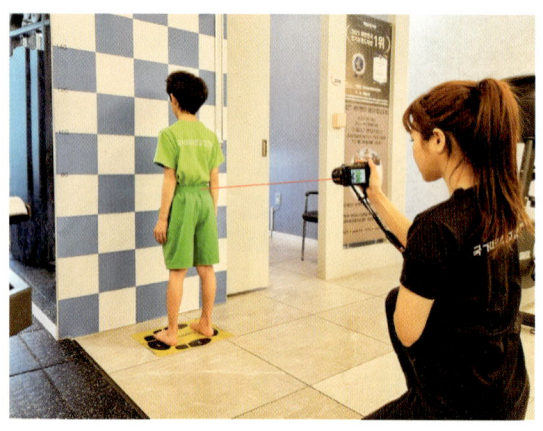

b. 발목 높이에 카메라를 맞추어 찍습니다.

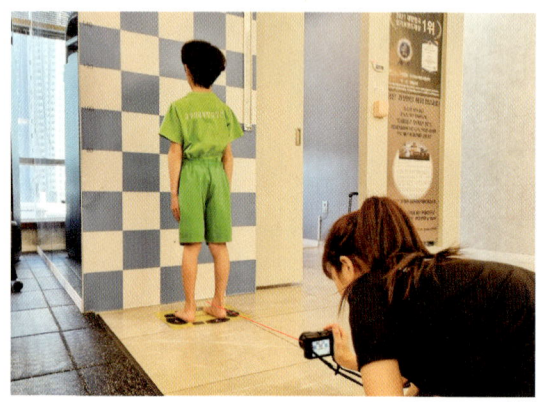

[분석]

어깨뼈 안쪽 면과 세로선이 평행선을 이루는지, 척추로부터 거리가 동일한지 확인합니다.
양쪽 날개 뼈의 높이, 귓불 높이가 같은지 확인합니다.

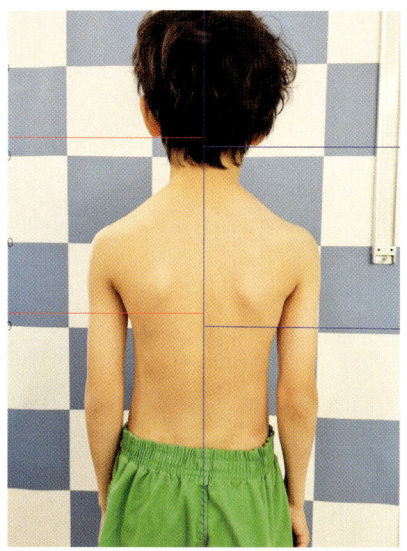

다리와 발목, 뒤꿈치를 이은 선이 수직선과 같은지 확인합니다. 발목이 안쪽으로 돌아간 경우 뒤꿈치가 수직선의 바깥쪽으로 빠져 있습니다.

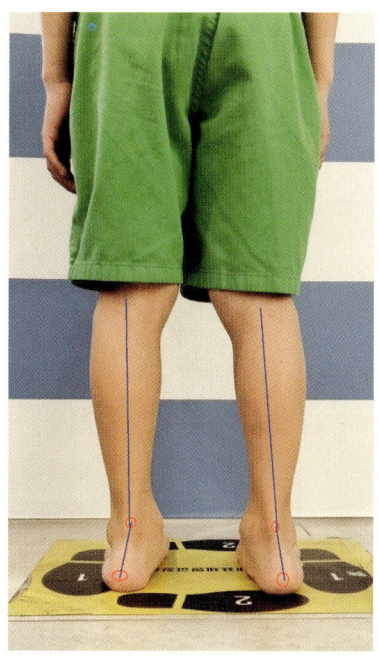

※ 확인 가능한 특성: 척추 옆굽음증, 어깨 비대칭, 골반 불균형, 엑스다리, 오다리, 발바닥 아치 무너짐

5) 골반 사진

대상자: 바닥에 이마를 대고 엎드려 눕습니다.

촬영자: a. 엎드린 상태로 양쪽 뒤꿈치를 안으로 회전시켜 다리 길이를 비교합니다. 뒤꿈치에서 수직선상 위쪽에서 찍습니다.

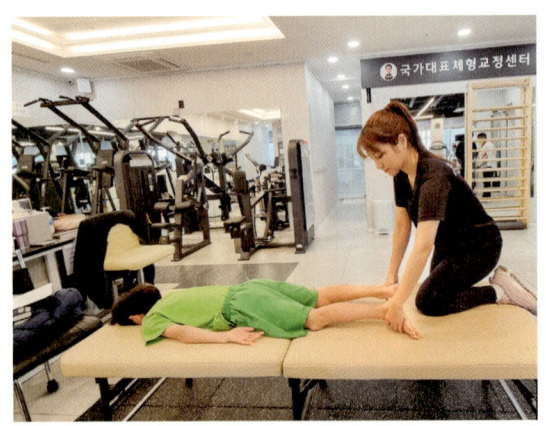

b. 양발을 들어 무릎을 굽혀 주고, 바깥쪽으로 발을 벌려 주어 고관절 내회전을 만듭니다. 대상자의 골반과 같은 높이에서 찍습니다.

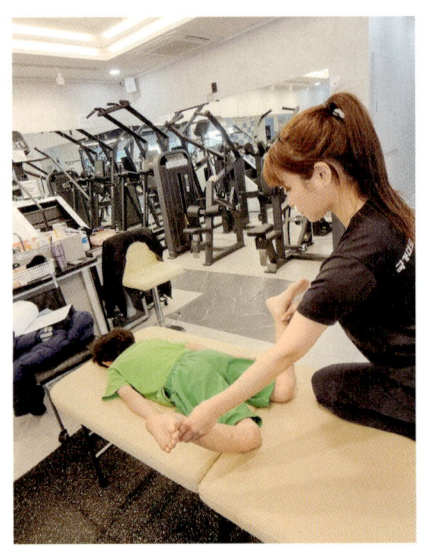

[분석]

a. 양쪽 뒤꿈치 길이를 체크합니다. 무릎이나 발목을 다친 적이 없다면, 골반이 후방경사 된 쪽이 짧게 보입니다.

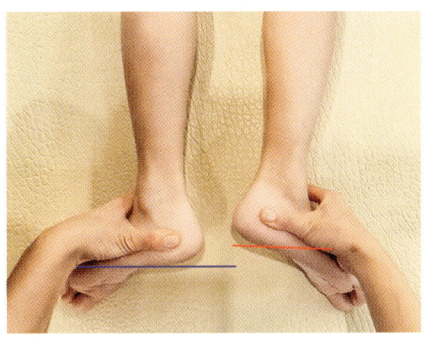

b. 바지 봉제선에 맞게 세로선을 그었을 때 양쪽 다리의 벌어짐 정도를 확인합니다. 골반이 후방경사 된 쪽 다리가 덜 벌어지고 골반이 앞으로 말린 쪽 다리가 많이 벌어져 보입니다. 또한 엉덩이 근육이 많이 뭉친 경우엔, 고관절 가동 범위가 제한되어 다리가 45도 이상 벌어지지 않습니다. 반대로 바닥에 가깝게 많이 벌어지는 경우는 엉덩이 근육이 너무 약화된 상태로 근력 운동이 필요합니다.

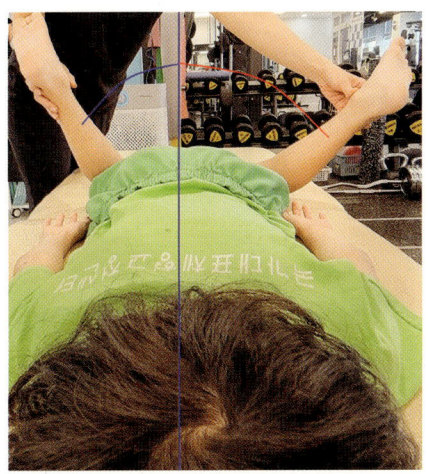

※ 확인 가능한 특성: 골반 불균형, 엉덩이 근육 뭉침으로 인한 고관절 내회전 제한, 엉덩이 근육 약화로 인해 과도한 고관절 내회전

[예시]

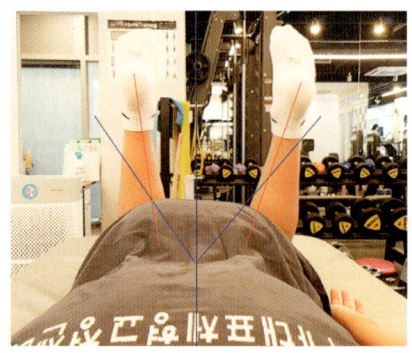

엉덩이 근육의 뭉침으로 고관절 가동 범위를 제한하여 다리가 벌어지지 않습니다.

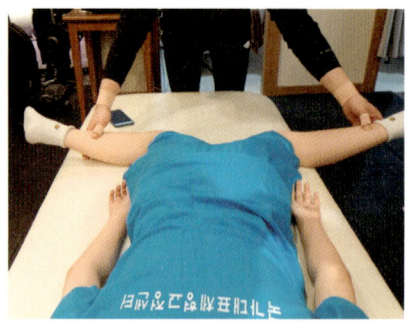

엉덩이 근육의 약화로 다리를 잡아 주는 힘이 없는 상태입니다.

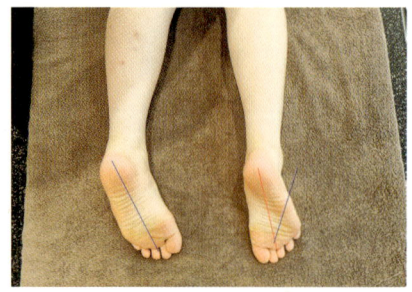

엎드렸을 때 정상적으로는 뒤꿈치가 바깥쪽으로 향하게 됩니다. 이 회원은 오른쪽 골반이 몸의 뒤쪽으로 빠지고 왼쪽 골반이 몸의 앞쪽으로 말리면서 오른쪽 뒤꿈치 방향이 안쪽을 향하고 있습니다.

2
일상생활 바른 자세

1) 바르게 앉기

① 양 발바닥이 바닥에 닿아야 합니다

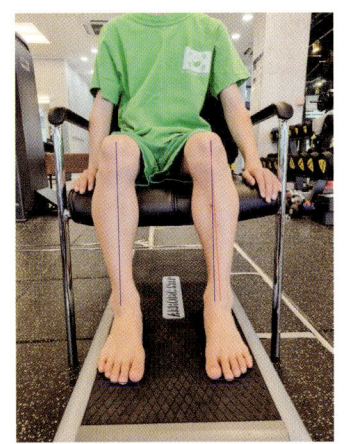

두 번째 발가락, 무릎, 골반 앞 튀어나온 뼈가 11자를 유지하도록 합니다.
발바닥에 있는 압력 센서로 균형을 감지해 척추를 세우기 때문에 발바닥 전체가 바닥에 닿도록 해 주세요. 의자가 높아서 발이 뜨는 경우는 발 받침을 할 수 있도록 챙겨 주세요.

② 엉덩이 뼈 양쪽이 의자에 닿아야 합니다

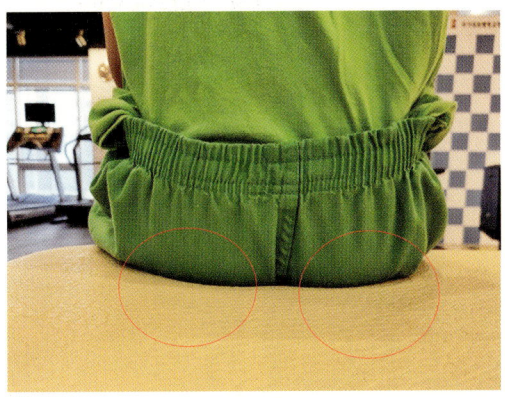

한쪽으로 기울여 앉았을 때 의자에 닿는 볼록 튀어나온 뼈(좌골극)를 손으로 만져 봅니다.
양쪽 뼈가 의자에 닿아 동일한 무게를 지탱하도록 해야 합니다.

③ 골반이 중립 상태여야 합니다

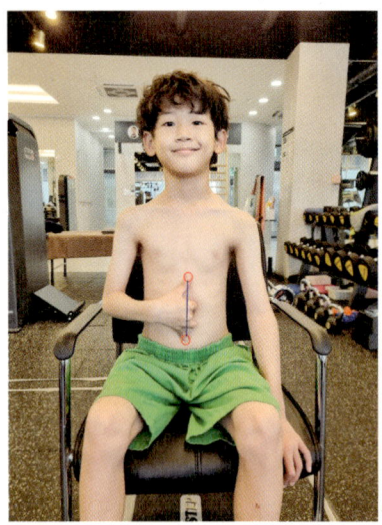 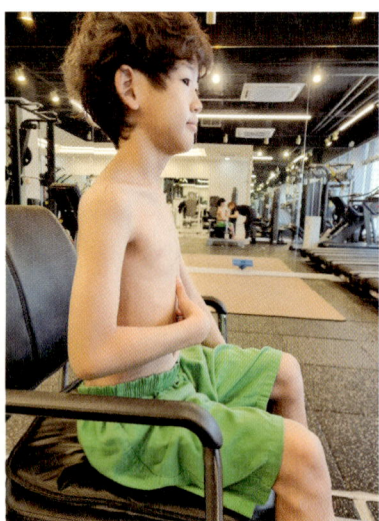

골반이 중립 상태라면 명치와 배꼽 사이의 길이가 엄지손가락과 새끼손가락 길이와 일치합니다. 골반이 뒤로 누운 상태라면 손 길이보다 몸통의 길이가 짧아집니다.

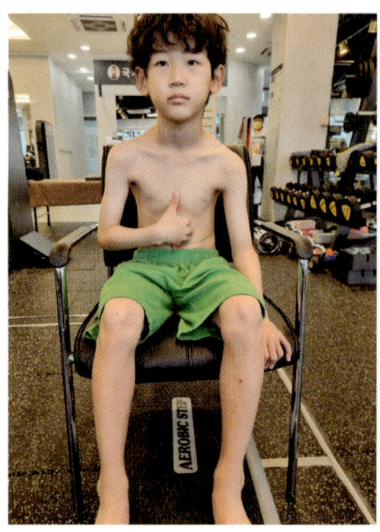 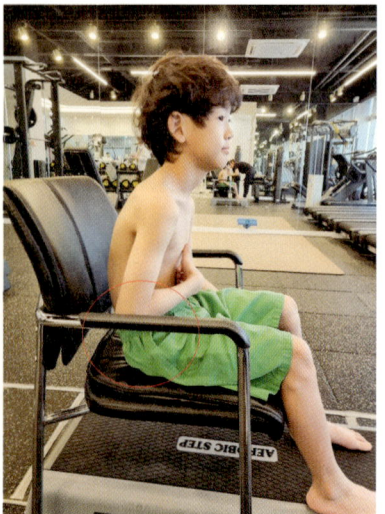

골반이 앞으로 기울어진 상태라면 손 길이보다 몸통 길이가 길어집니다.

④ **가슴을 펴고 키를 키운 상태로 유지해야 합니다**

티셔츠 겨드랑이 부분에 주름이 없는 상태가 적당합니다. 어깨를 뒤로 한 바퀴 돌려 등을 살짝 조여 주면 가슴이 열립니다.

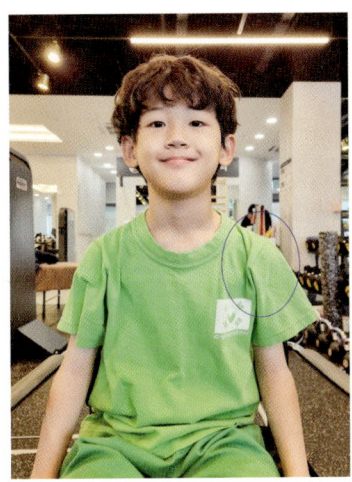 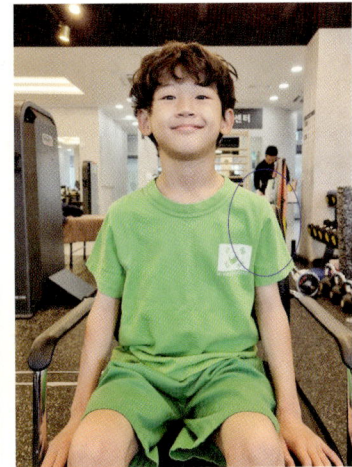

머리 위에 책을 올려 보세요. 떨어지지 않을 정도로 자세가 유지되면 목과 척추 주변 근육이 강해집니다. 항상 키가 커진다는 느낌으로 앉아 있는 게 중요합니다.

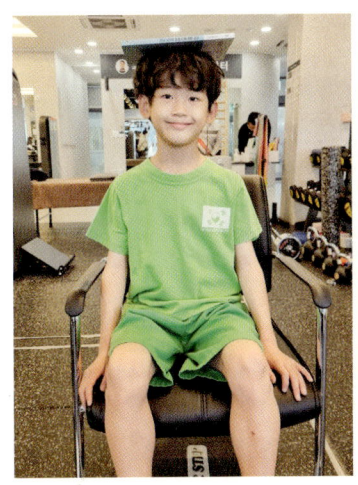 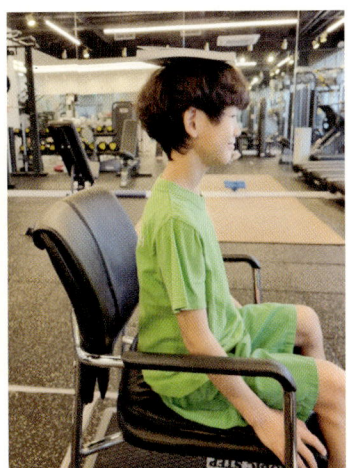

2) 바르게 눕기

① 등 대고 눕기

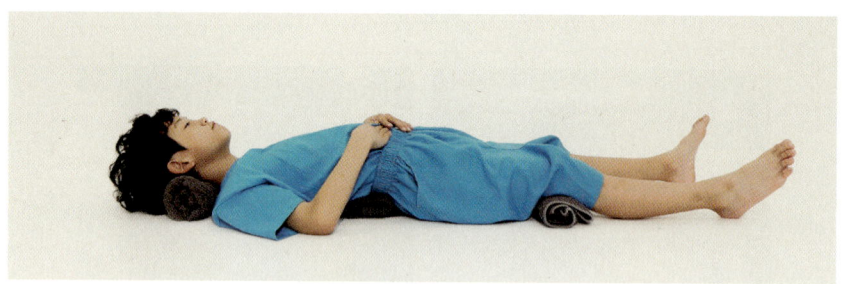

등을 대고 누웠을 땐, 척추의 정상 곡선으로 유지하는 것이 핵심입니다.

척추에는 3개의 정상 곡선이 있습니다. 목과 허리에는 전만 곡선, 등에는 후만 곡선이 있습니다.

누웠을 때도 이 정상 만곡 상태가 유지되어야 합니다. 그래서 바닥에 떠 있는 목과 허리에는 그만큼의 공간을 받쳐 줄 만한 받침이 필요합니다. 솜 베개처럼 너무 부피가 큰 베개는 오히려 목의 정상 곡선을 변형시켜 좋지 않습니다. 그리고 허리의 전만 곡선 부분은 공중에 떠 있게 되면서 자는 동안 허리 주변 근육이 긴장된 상태로 유지됩니다.

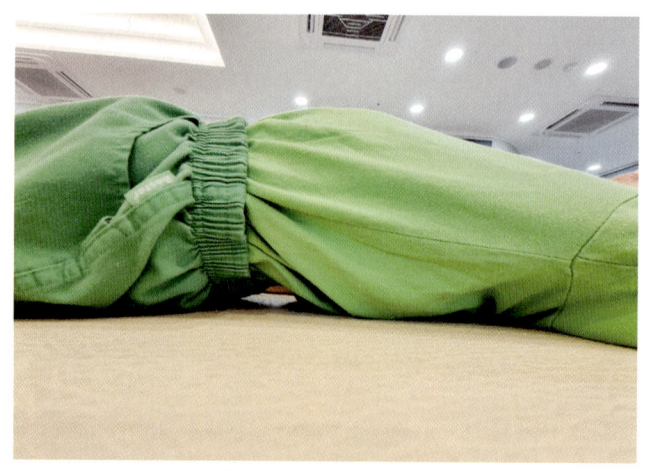

아래와 같이 수건으로 베개 만드는 방법을 참고해서 목베개와 허리 받침을 만들어 보세요.

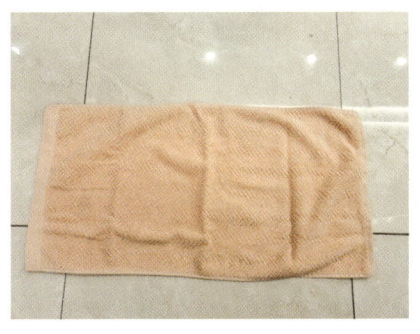 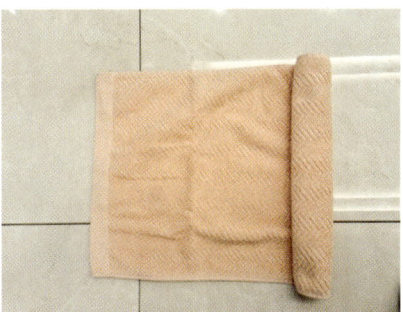 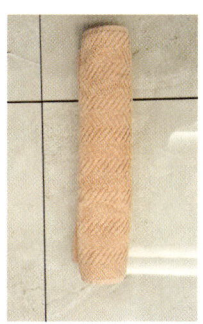

② 옆으로 눕기

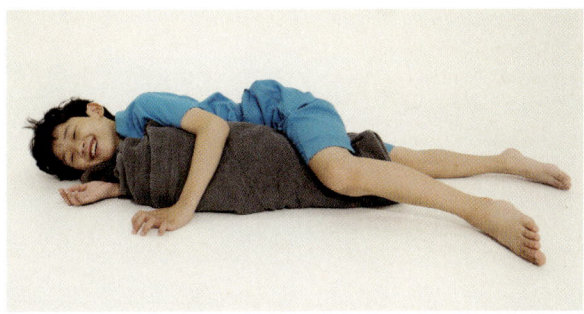

옆으로 누웠을 땐, 척추가 바닥 쪽으로 옆 굽음이 생기지 않도록 지지하는 것이 핵심입니다.

옆으로 누워야 잘 자는 아이들도 있습니다. 하지만, 옆으로 누우면 위쪽에 있는 어깨, 골반이 몸 앞쪽으로 말려서 처집니다.

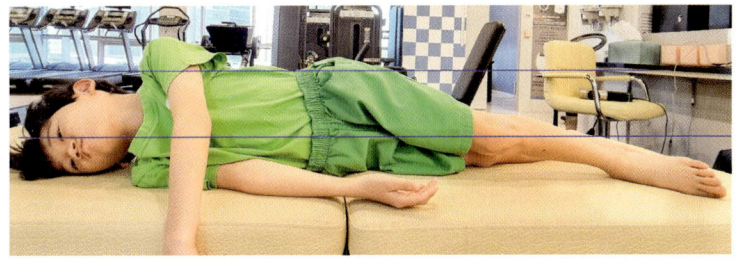

위쪽에 있는 팔은 어깨 높이로, 위쪽 다리는 골반 높이로 맞추기 위해 팔, 무릎을 지지할 수 있을 정도의 부피가 있는 (잘 꺼지지 않는) 롱 베개를 사용하세요.

3
체형별 운동법

1) 일자목, 거북목, 라운드 숄더

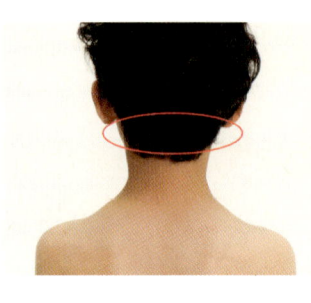

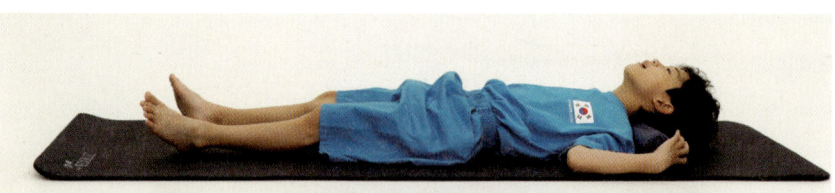

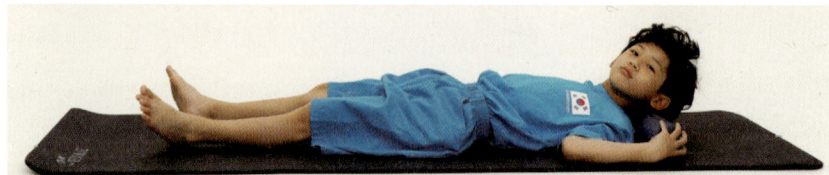

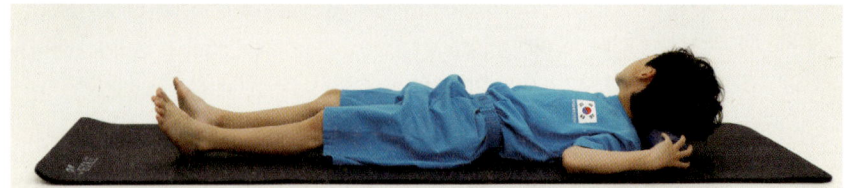

목 뒷면 풀기

후두하근, 두반극근 등 머리와 목을 연결하는 근육을 늘려줍니다.

준비: 폼롤러를 베개처럼 머리에 대고 눕습니다.
　　　빨간색 동그라미로 표시한 부위로 폼롤러를 맞춥니다.
　　　(머리와 목이 연결되는 헤어라인 끝에 놓습니다.)

동작: 턱을 당긴 상태에서 머리를 좌우로 반복해서 돌려 줍니다.

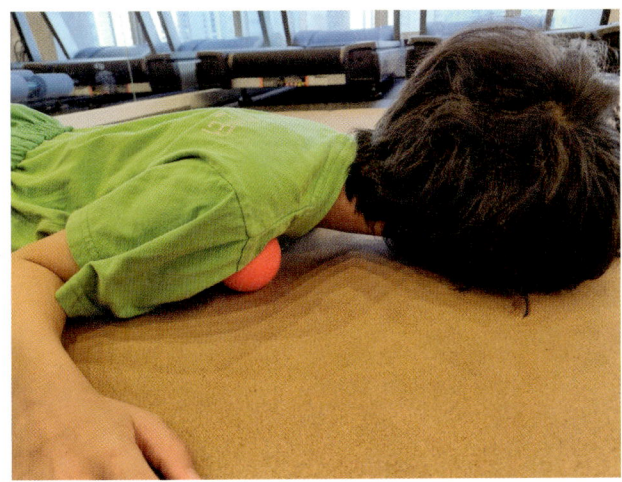 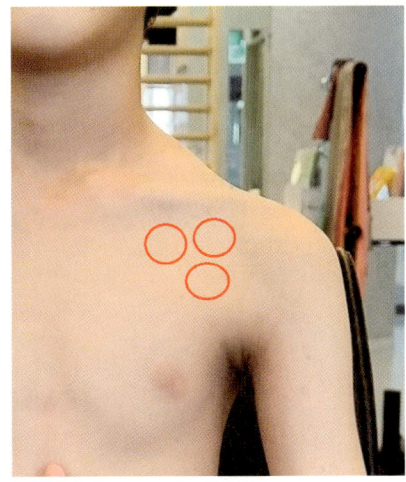

가슴과 어깨 사이 풀기

짧아진 소흉근, 대흉근을 늘려줍니다.

준비: 바닥에 고무공을 놓고 엎드려 눕습니다.
    공을 쇄골 아래, 쇄골에서 어깨뼈가 만나는 오목한 근육 부위에 맞춥니다.

동작: 체중을 실어 주기만 해도 자극이 오고, 팔을 등 뒤로 돌려 뒷짐을 지거나 옆으로 벌려 주는
    작은 움직임에도 빨간 동그라미 부분에 자극을 충분히 줄 수 있습니다.

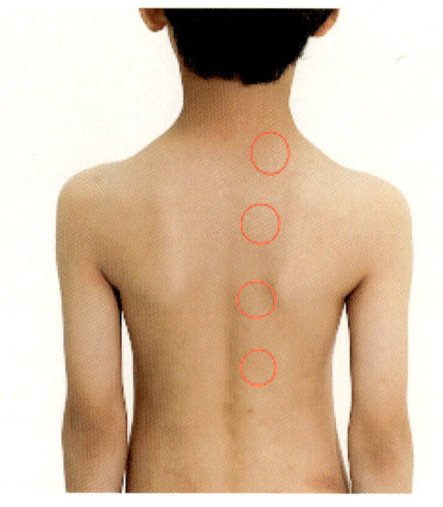
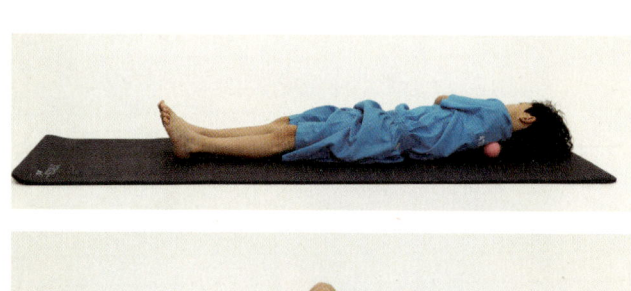
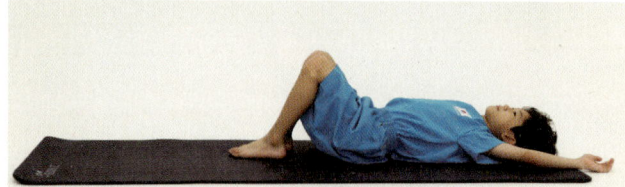
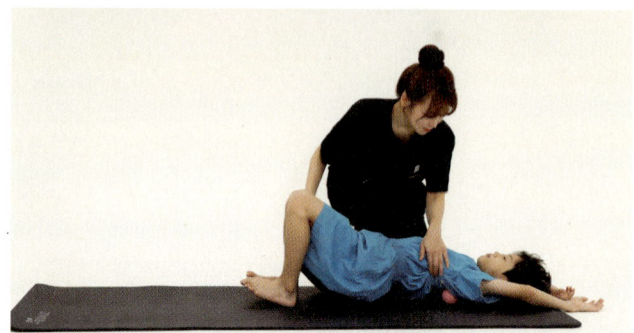

윗등 풀기

능형근, 기립근을 활성화합니다.

준비: 등을 대고 누워서 고무공을 빨간색 표시된 곳에 놓습니다.
　　　날개 뼈와 척추 사이 근육에 놓이도록 합니다.

동작: 공이 있는 쪽 팔을 바깥으로 뻗어 머리 위로 올리면 등 근육이 움직이면서 자극이 느껴집니다.
　　　익숙해지면 무릎을 세우고 엉덩이를 지면에서 조금씩 떼 보세요.
　　　체중이 등에 실리면서 강한 자극을 느낄 수 있습니다.

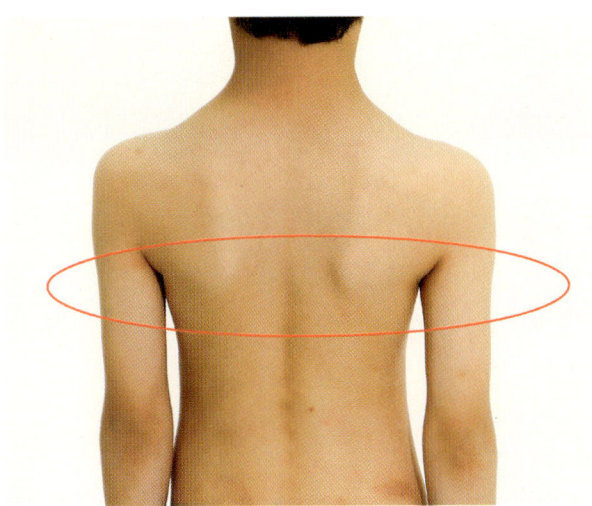 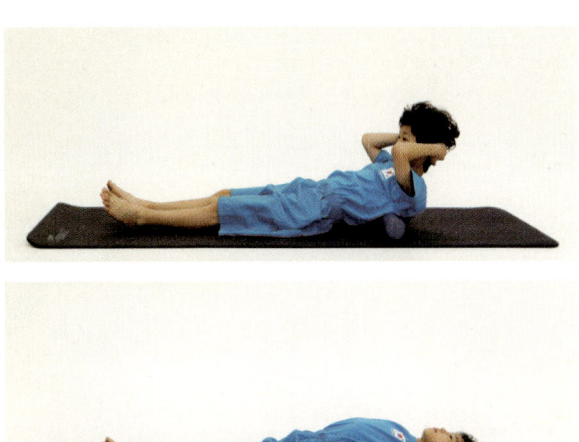

등과 가슴 스트레칭

뒤로 굽었던 흉추의 신전을 만들고, 짧아졌던 앞가슴을 늘려 줍니다.

준비: 날개 뼈가 끝나는 부위에 폼롤러를 대고 눕습니다.
　　　무릎을 구부려 발과 엉덩이를 지면에 대고 머리 뒤로 깍지를 껴서 양 팔꿈치를 양옆으로 벌려 줍니다.

동작: 팔꿈치를 가능하면 바닥으로 누르며 5~10초간 가슴을 열어 줍니다.
　　　다음으로 팔꿈치를 모으면서 고개를 들어 배꼽을 바라봅니다.
　　　날개 뼈 사이가 벌어지면서 폼롤러가 등 근육을 눌러주는 자극을 느낄 수 있습니다.

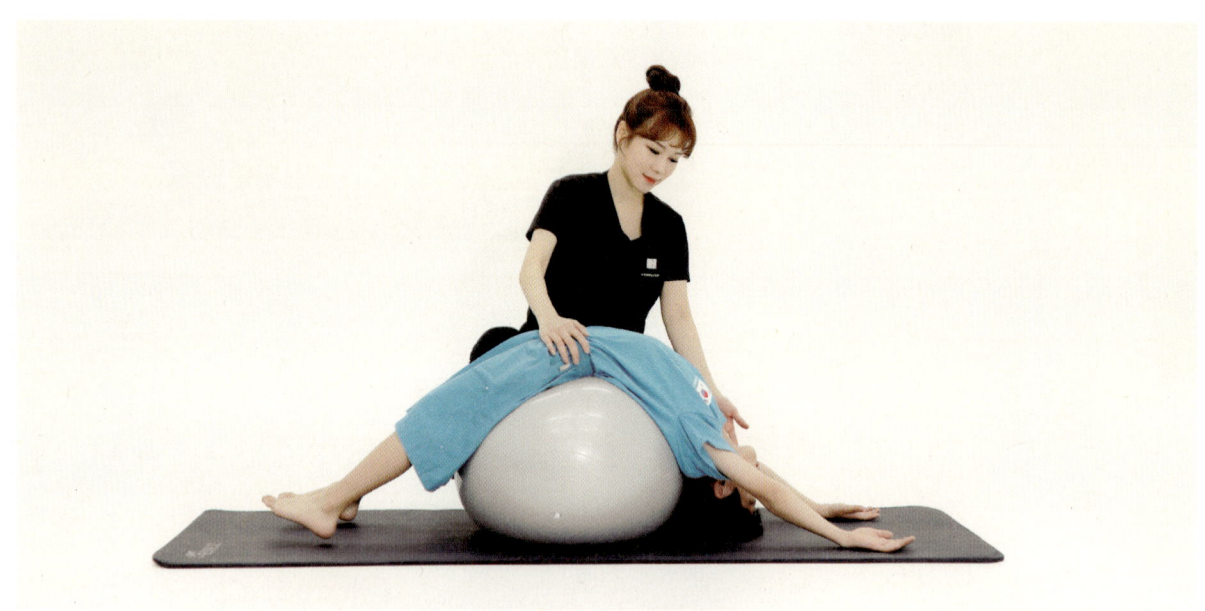

선신 앞면 스트레칭운동

목 전면부, 가슴, 복부까지 움츠러들어 있던 몸의 앞면을 이완하고 어깨 운동 범위를 최대화합니다.

준비: 짐볼 앞쪽에 걸터앉아 양쪽 다리를 넓게 벌린 상태에서
발바닥으로 미끄러지듯 볼을 굴려 몸을 뒤로 눕혀 줍니다.

동작: 손을 길게 뻗어 몸의 뒷면이 짐볼과 밀착된 상태에서 힘을 풀어 줍니다.
5~10초간 자세를 유지하는 동안 균형을 잡기 위해 몸 전체에 힘을 골고루 사용하게 됩니다.

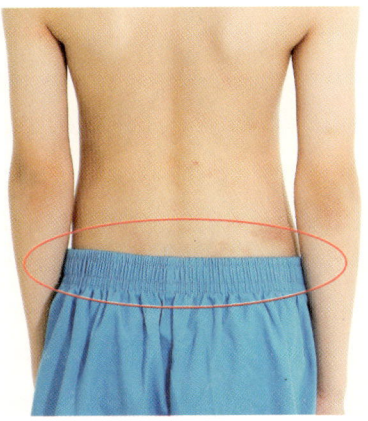

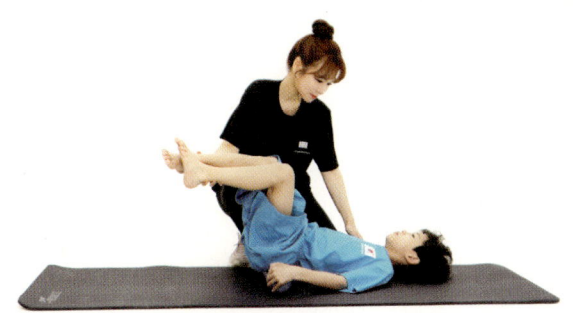
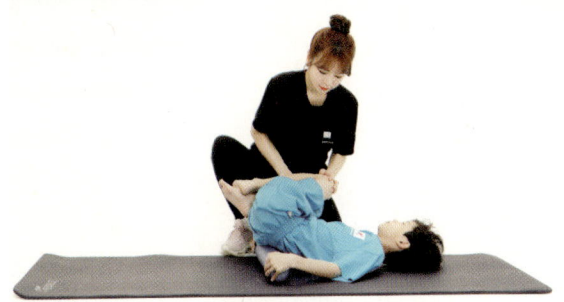

등 회전 스트레칭 1

뻣뻣한 흉추의 회전운동을 통해 가동성을 열어 주어 목과 허리의 안정성을 높여 줍니다.

준비: 허리와 골반이 연결된 빨간 동그라미 부위에 폼롤러를 대고 눕습니다.
   양손으로 폼롤러를 잡아 고정하고, 무릎을 구부려 가슴 가까이 둡니다.

동작: 배에 힘을 꽉 준 상태에서 무릎을 좌우로 천천히 움직입니다.
   허리가 돌아간다는 느낌보다는 등 전체가 회전한다는 느낌으로 좌우 5세트 진행합니다.

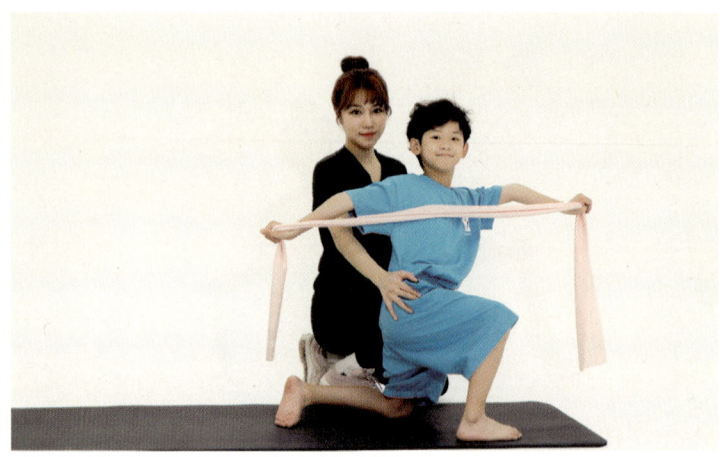

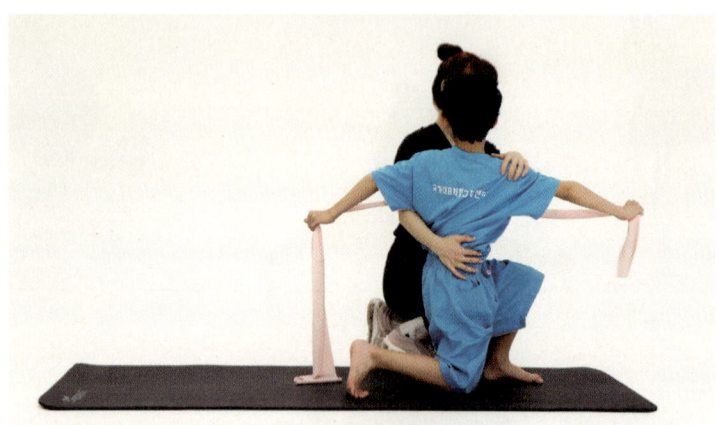

등 회전 스트레칭 2

1번 스트레칭에 비해 더 깊게 흉추 회전을 만들 수 있습니다.

준비: 한쪽 무릎은 바닥에 반대 무릎은 세운 런지 자세를 취합니다.
    양쪽 손에 탄력 밴드를 팽팽하게 잡아 줍니다.

동작: 팔꿈치가 구부러지지 않도록 몸통을 벽 쪽으로 돌려 줍니다.
    이때 골반이 따라가지 않도록 지지해 주시고 탄력 밴드가 벽과 수평이 되도록 확실히 돌려 줘야
    등뼈의 회전 운동이 이루어집니다.

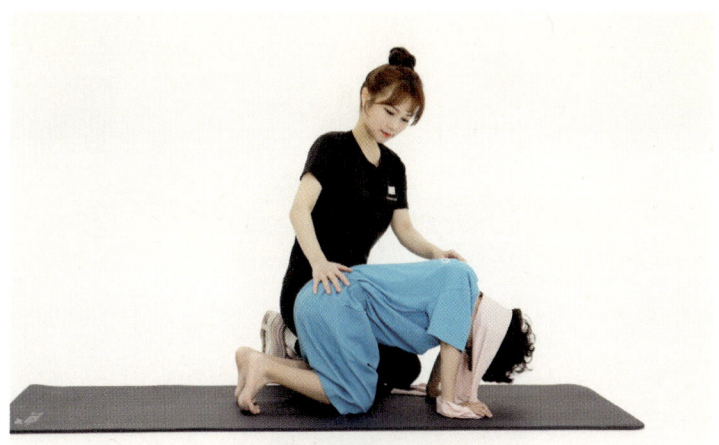

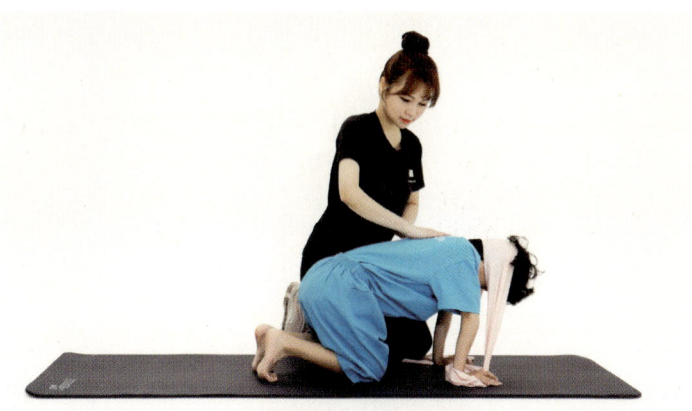

목과 등 근육 강화 운동

머리를 지탱하는 목 심부 근육과 상부 기립근을 강화시켜 줍니다.

준비: 네발 기기 자세에서 머리를 아래로 툭 내려트린 상태에서
   탄력 밴드를 머리 뒤로 감아 팽팽해지도록 양 손바닥으로 고정합니다.

동작: 머리를 등과 같은 높이로 밀어 올립니다.
   이때, 턱을 배꼽 쪽으로 당겨 주고, 날개 뼈 사이가 편평해지도록 양 손바닥은 바닥을 힘껏 밀어 줍니다.
   탄력 밴드에 저항하면서 버티는 동안 목 기립근이 강화됩니다.

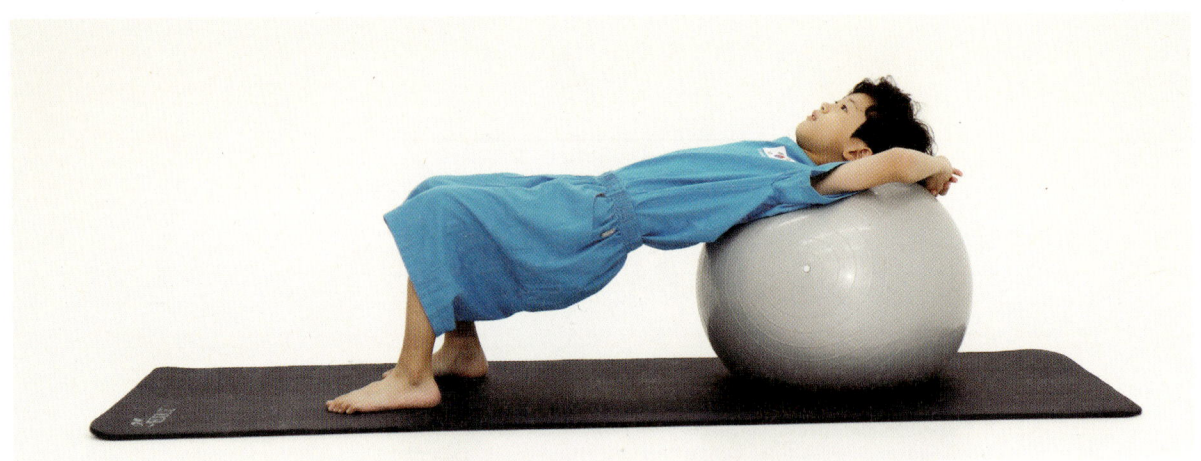

목과 코어 근육 강화 운동

목 굽힘근, 자세 유지근을 활성화하고 코어 근육(복부, 허리, 엉덩이)을 강화시킵니다.

준비: 짐볼을 벽 앞에 두고 등에 닿도록 엉덩이를 바닥에 대고 앉습니다.
양발은 골반 너비보다 넓게 벌려 몸이 양옆으로 움직이지 않게 단단하게 내려놓고,
양손을 깍지 껴서 머리 뒤에 두거나 가슴 앞에 올려 둡니다.

동작: 숨을 내쉬며 엉덩이를 바닥에서 올려 무릎과 같은 높이에서 멈춥니다.
턱은 가슴을 당겨서 뒤통수와 목, 등, 엉덩이까지 일직선이 되도록 유지합니다.
뒤통수와 윗등으로 볼을 강하게 눌러내어 10초간 유지했다가 바닥으로 내려옵니다.
10회 반복합니다.

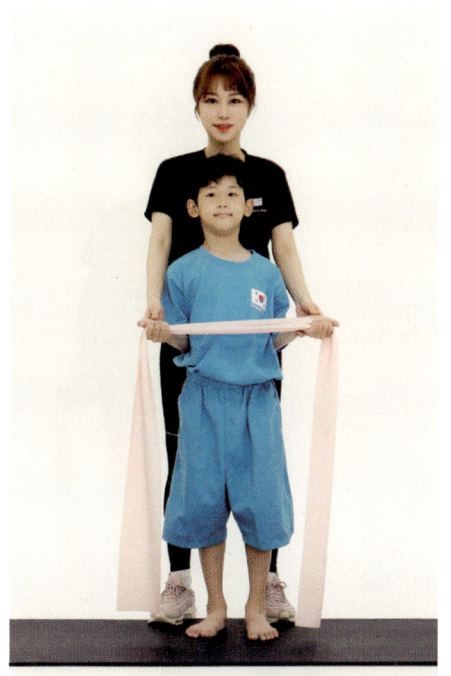 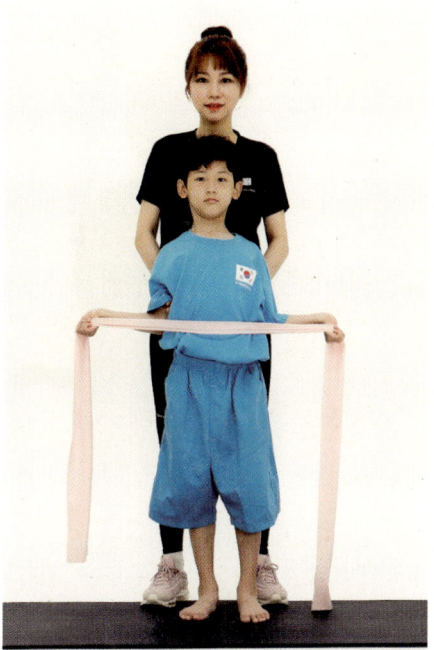

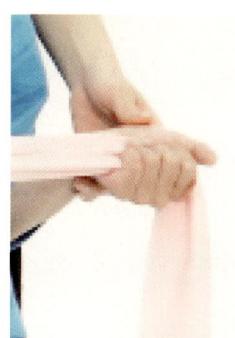

어깨 회전 운동

앞쪽으로 말린 어깨를 뒤로 열어주는 어깨 관절 활성화 운동입니다.

준비: 척추를 세워 바르게 선 자세에서 팔꿈치를 구부려 각각 옆구리에 고정해 놓습니다.
　　　손바닥이 천장을 바라보도록 탄력 밴드를 감아 잡고 엄지손가락을 펴 줍니다.

동작: 팔꿈치를 옆구리에 고정하고, 양손 엄지손가락이 등 쪽을 향하도록 어깨를 회전해서 밴드를 늘려 줍니다.

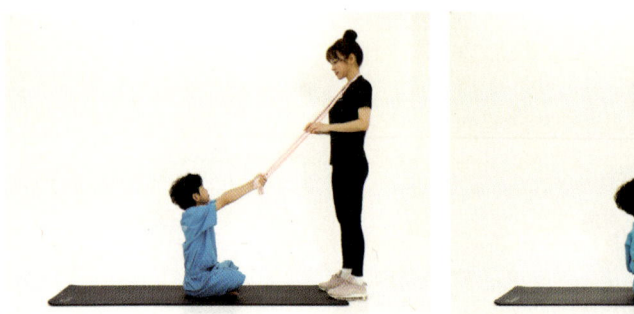

등 근육 강화 운동 1

등의 측면 광배근과 중, 하부 승모근을 강화시켜 등을 신전하는 데 도움을 줍니다.

준비: 키보다 높은 곳에 탄력 밴드를 고정합니다.
　　　척추를 바르게 세우고 양팔을 높이 들었을 때 팔꿈치가 펴지는 위치에서 탄력 밴드를 감아 잡습니다.

동작: 가슴을 넓게 편 상태에서 팔꿈치를 구부려 옆구리로 가져옵니다.
　　　탄력 밴드를 늘려 주는 동시에 등과 겨드랑이 아래가 조이는 자극을 느낄 수 있습니다.

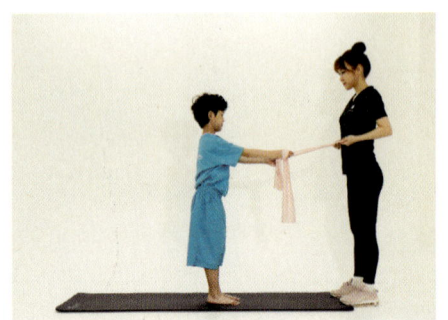 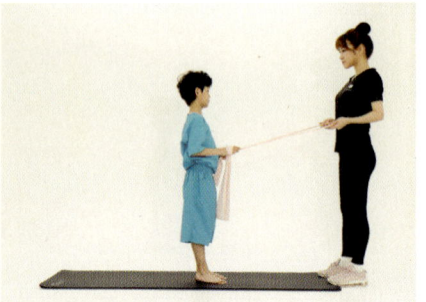

등 근육 강화 운동 2

1번 운동에 비해 등 중심부에 포인트를 맞추어 강화시킬 수 있습니다.

준비: 가슴 또는 허리 높이에 탄력 밴드를 고정합니다.
　　　척추를 바르게 세우고 팔꿈치가 다 펴지는 위치에서 탄력 밴드를 감아 잡습니다.

동작: 팔꿈치를 구부려 옆구리로 가져올 때 등을 조이고 가슴을 앞으로 넓혀 줍니다.

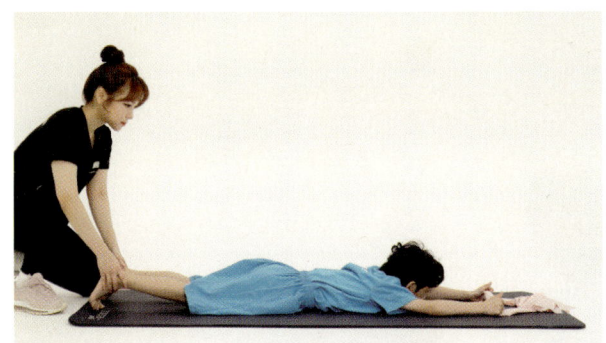 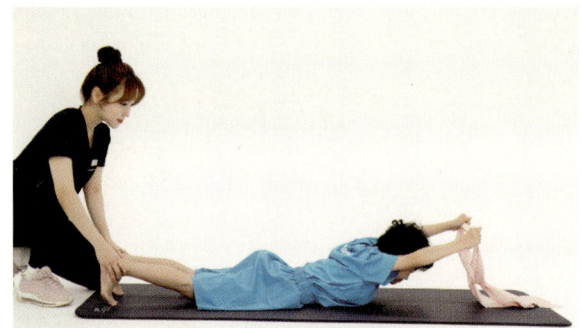

전신 뒷면 강화 운동

척추 신전근, 코어 근육을 강화시키고 균형 능력을 향상시켜 줍니다.

준비: 엎드려 누워서 양손을 머리 위로 뻗어 줍니다.
　　　엄지손가락이 천장을 향하도록 탄력 밴드를 팽팽하게 잡아 줍니다.

동작: 숨을 들이마시면서 상체를 바닥에서 들어 올립니다.
　　　이때 고개만 들어 올리지 않도록 턱을 당기고, 양팔을 길게 뻗어내도록 합니다.
　　　들어 올린 상태에서 5~10초가량 유지하다가 내려오기를 10회 정도 반복합니다.

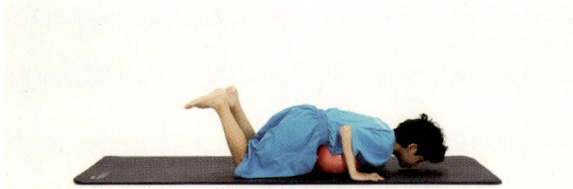 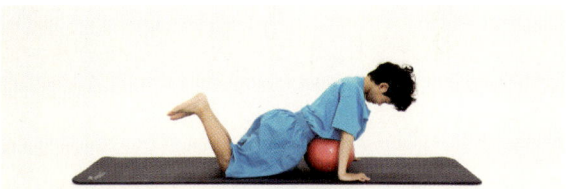

가슴, 등, 코어 근육 강화 운동

준비: 양 손바닥을 가슴 옆에 매트를 짚고, 무릎을 구부린 상태에서 배 밑에 작은 공을 대줍니다.

동작: 허리가 바닥으로 처지지 않도록 배에 힘을 주고 팔꿈치를 구부려 상체를 내립니다.
　　　바로 손바닥으로 바닥을 밀어내면서 제자리로 돌아옵니다.
　　　가능한 만큼 횟수를 시행하고, 가능한 경우 공을 치우고 무릎 대신 발끝으로 버티는 기본 푸시업을 연습합니다.

2) 골반 전방경사, 엑스다리

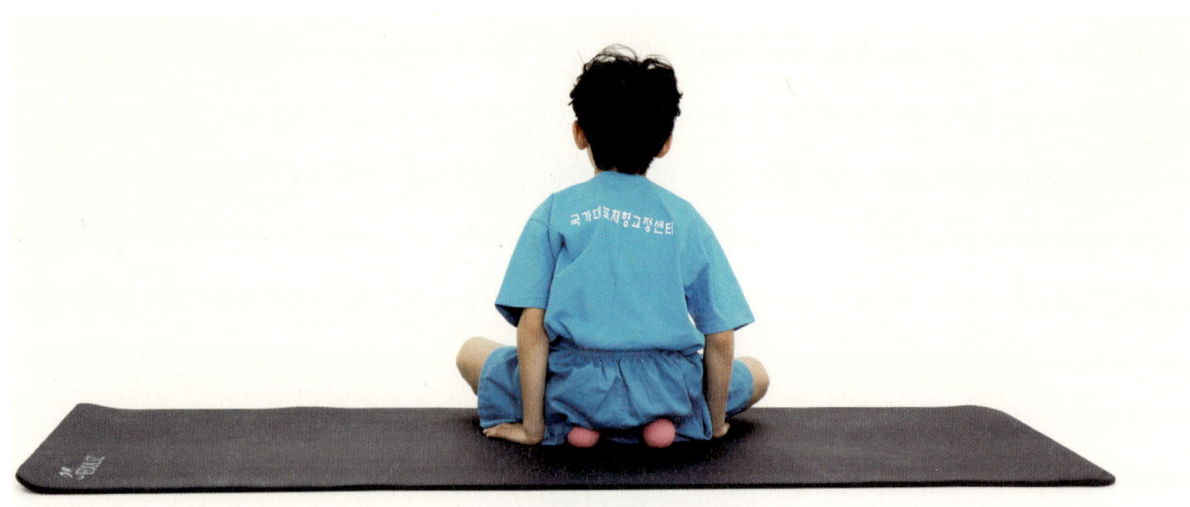

엉덩이 풀기

준비: 아빠다리를 하고 앉습니다. 앉았을 때 바닥에 닿는 뼈가 양쪽에 만져집니다.
     그 뼈 바로 위쪽 엉덩이 근육 부분에 공을 나란히 두고 양손으로 바닥을 짚습니다.

동작: 양손은 무릎보다 앞을 짚어서 체중을 앞쪽으로 실어서
     엉덩이를 앞뒤, 좌우로 조금씩 움직여 주며 공으로 마사지합니다.

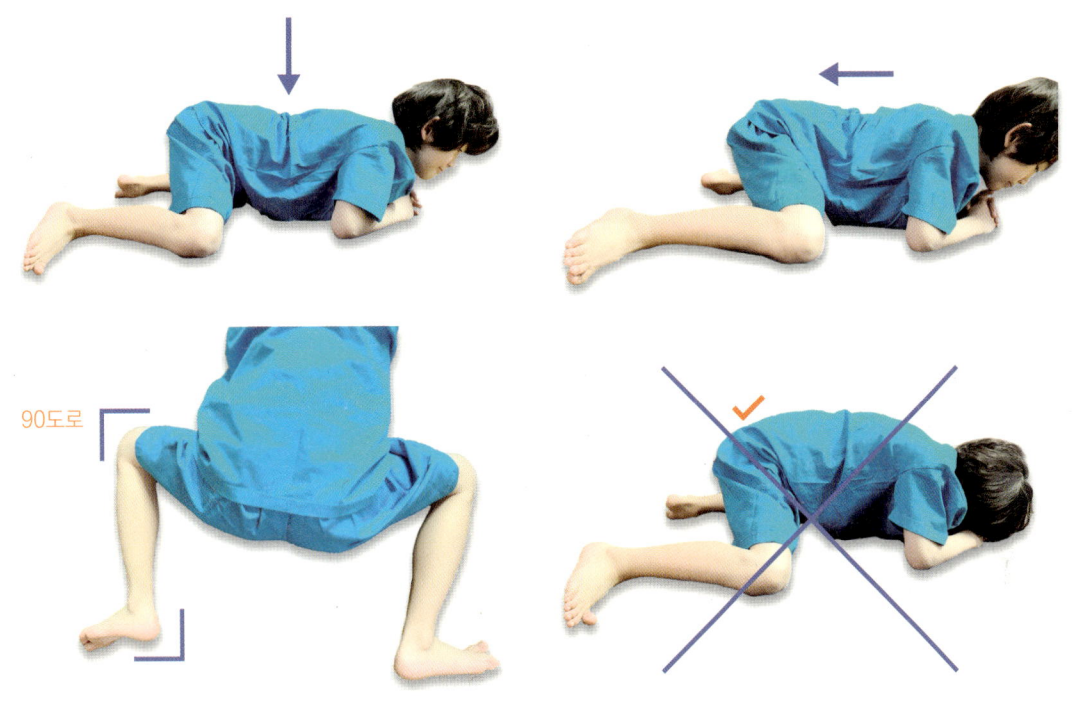

90도로

골반 열기

준비: 네발 기어가기 자세에서 양 무릎 사이 간격을 골반의 2배 이상 벌려 놓습니다.
　　　허벅지와 무릎, 종아리와 발의 각도가 90도가 되도록 모양을 만듭니다.

동작: 오리 엉덩이를 만들면 엉덩이와 허벅지 뒷면 근육이 늘어나는 느낌이 듭니다.
　　　그 상태로 오리 엉덩이가 풀리지 않도록 상체를 숙여 가며 가능한 만큼 엉덩이를 뒤로 밀어 줍니다.
　　　엉덩이 바깥쪽부터 허벅지 안쪽 근육이 스트레칭되면서 앞으로 말렸던 골반이 열리는 느낌이 듭니다.
　　　위 사진 중 네 번째 사진처럼 허리가 둥글게 말리지 않도록 오리 엉덩이를 만들어 줍니다.

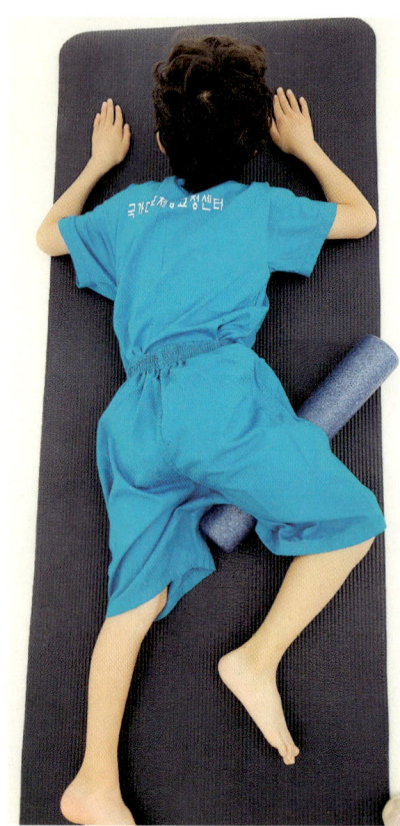
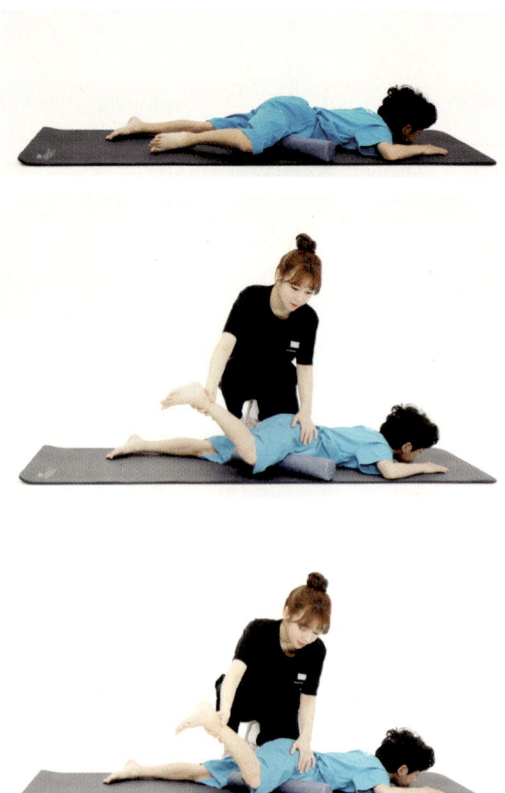

허벅지 안쪽 풀기

준비: 엎드린 상태에서 한쪽 다리를 개구리처럼 구부려 접고 허벅지 아래 폼롤러를 놔줍니다.

동작: 구부린 다리의 뒤꿈치로 무지개를 그린다는 생각으로 좌우로 움직이면
   허벅지 안쪽을 지나 앞쪽까지 근육의 자극을 느낄 수 있습니다.
   조금씩 움직여도 매우 민감하고 아픈 부위니까 천천히 보조해 줍니다.

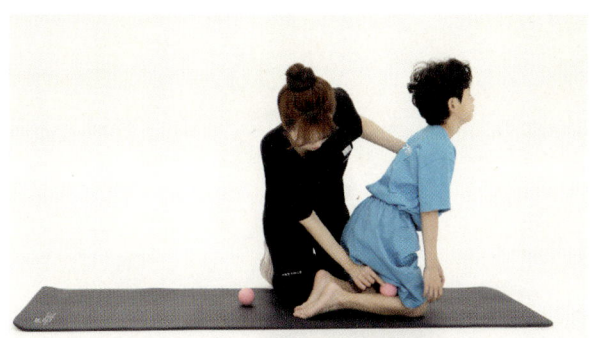 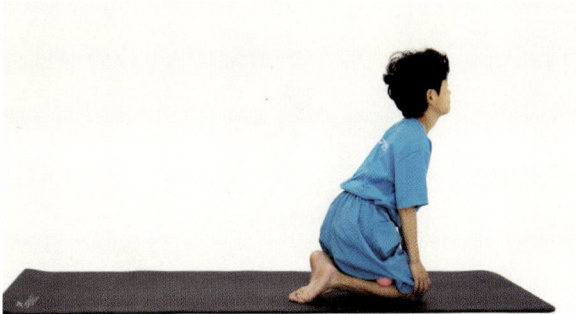

종아리 풀기

준비: 푹신푹신한 곳에 무릎을 꿇고 앉습니다. 엉덩이를 든 상태에서 한쪽 무릎 뒤에 라크로스볼을 넣어 줍니다.

동작: 천천히 엉덩이를 뒤꿈치 가까이 앉아 줍니다.
엉덩이를 앉았다 올렸다 반복하다가 자극에 익숙해지면 엉덩이를 내려놓은 상태로 9~10초간 유지합니다.

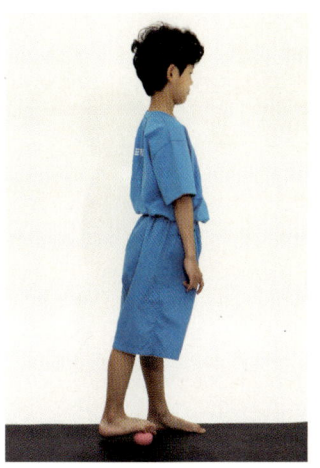

발바닥 풀기

준비: 한쪽 손으로 벽이나 구조물을 잡고 선 상태에서 반대쪽 발바닥 아래 라크로스볼을 놓습니다.

동작: 앞꿈치에 볼을 두고 뒤꿈치를 바닥에 눌러 체중을 앞쪽으로 실어 주면 종아리부터 아킬레스건까지 스트레칭이 됩니다. 다음으로는 지지하는 다리는 무릎을 살짝 구부려 체중을 실어 주고, 발바닥 아래 공을 앞뒤로 무게를 실어서 비벼 줍니다.

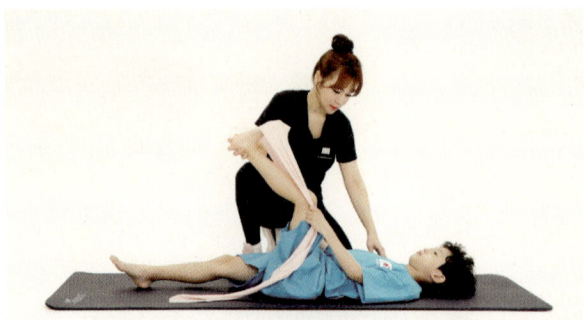
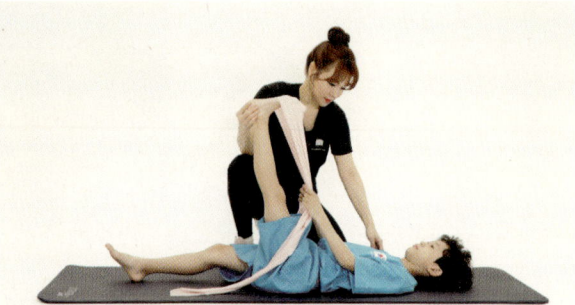
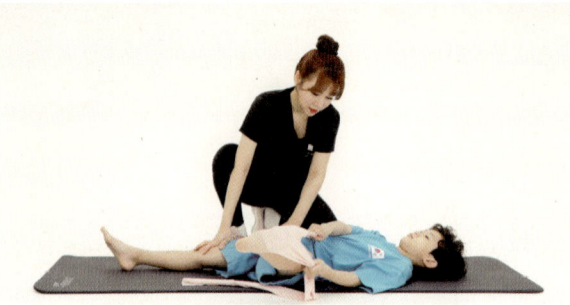

허벅지 안쪽 스트레칭

> 준비: 누워서 한쪽 다리를 올려 무릎을 구부린 상태에서 탄력 밴드를 발바닥에 걸고 양쪽 손으로 밴드가 팽팽해지도록 감아 잡습니다.
>
> 동작: 구부렸던 무릎을 서서히 펴면서 다리 뒤쪽 자극을 느끼는 동시에 양쪽 엉덩이가 바닥에서 떨어지지 않도록 무겁게 눌러 줍니다. 뻗은 다리를 바깥쪽으로 천천히 내려 줍니다.
> 다리를 내리는 동안 서혜부가 강하게 늘어나는 느낌을 받으면 자연스럽게 같은 쪽 엉덩이에 강하게 힘을 주어 다리가 내려가는 속도를 조절하게 됩니다.
> 바닥에 닿기 전 또는 허리가 들리기 직전에 멈추어 5~10초간 유지하고 다시 천장으로 올렸다 내렸다를 10회 정도 반복합니다.

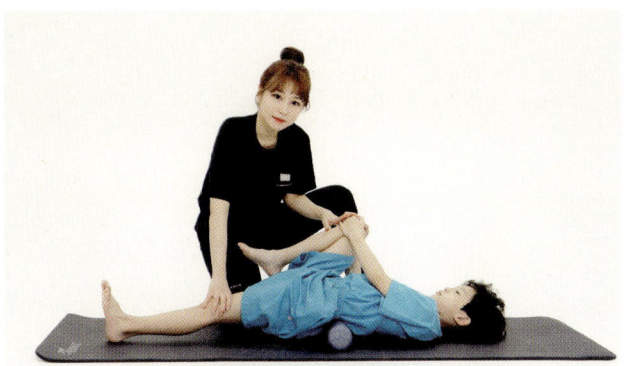

장요근 스트레칭

준비: 폼롤러를 엉덩이 아래로 놓고 등을 대고 눕습니다.

동작: 양손으로 한쪽 무릎을 구부려 가슴 가까이 당깁니다. 이때 반대쪽 다리는 최대한 바닥을 향해 길게 뻗어 줍니다. 뻗은 쪽 다리의 서혜부와 전면 허벅지, 복부까지 길게 늘어나는 자극을 9~10초간 느끼고 반대쪽도 동일하게 시행합니다. (골반 전방경사, 요추 과전만)

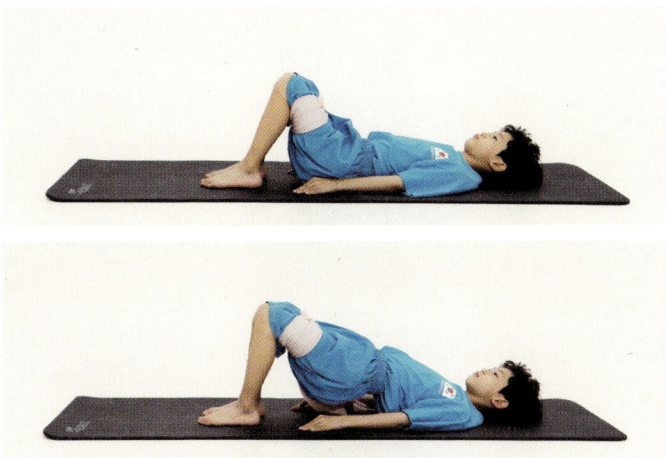

중둔근 강화 운동 1

준비: 등을 대고 누워서 무릎을 세웁니다. 양쪽 무릎을 붙인 상태에서 탄력 밴드로 팽팽하게 묶습니다.

동작: 무릎에서 어깨까지 일직선이 되도록 엉덩이를 높이 들어 올립니다.
　　　들어 올린 상태에서 무릎 사이를 가능한 만큼 벌렸다 오므렸다를 5번 반복한 후, 엉덩이를 내려 줍니다.

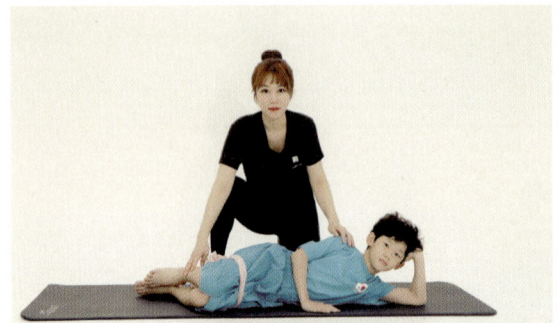 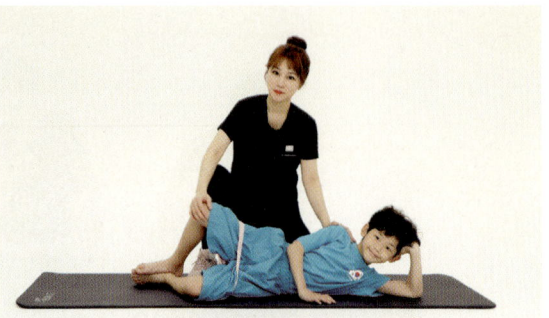

중둔근 강화 운동 2

준비: 옆으로 누워 한쪽 팔로 머리를 지지합니다.
　　　두 무릎을 모아 구부린 상태에서 탄력 밴드로 묶어 줍니다.
　　　위쪽에 있는 손은 가슴 앞을 짚어 몸통 균형을 잡아 줍니다.

동작: 몸통이 흔들리지 않도록 배에 힘을 주고 위쪽 무릎을 가능한 만큼 벌려 올려 줍니다.
　　　이때, 양쪽 발은 서로 떨어지지 않도록 해야 엉덩이 바깥쪽에 강한 자극이 옵니다.

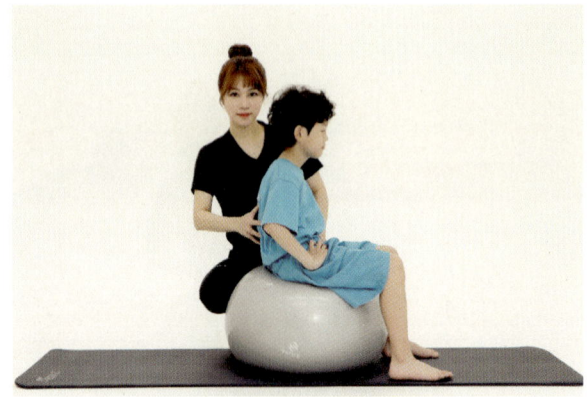

골반 앞으로 말아주는 운동

준비: 짐볼 중앙에 앉아 양발은 골반 너비보다 조금 더 넓게 벌려 균형을 잡습니다.

동작: 골반을 중립 상태로 앉으면 바지 봉제선이 보이지 않습니다.
　　　골반을 앞으로 말아주면 배 길이가 짧아지면서 바지 봉제선이 앞으로 보입니다.

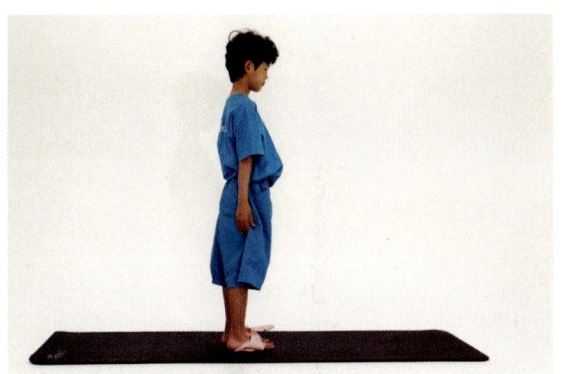 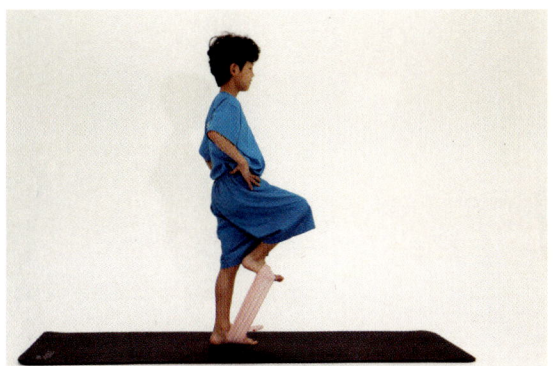

장요근 강화 운동

준비: 양쪽 발을 골반 너비로 벌리고 바르게 섭니다.
　　　탄력 밴드를 양쪽 발바닥 가운데가 지나가도록 감아 묶어 줍니다.
　　　이때 먼저 시작할 다리의 발을 한 보 앞으로 내밀어 준비합니다.

동작: 한 보 앞으로 나간 다리의 무릎을 구부려 배까지 올립니다.
　　　올린 상태에서 5~10초간 유지하고 제자리로 돌아가는 것을 한 세트로 양쪽 다리 각 10회 정도 진행합니다.

3) 골반 후방경사, 오다리

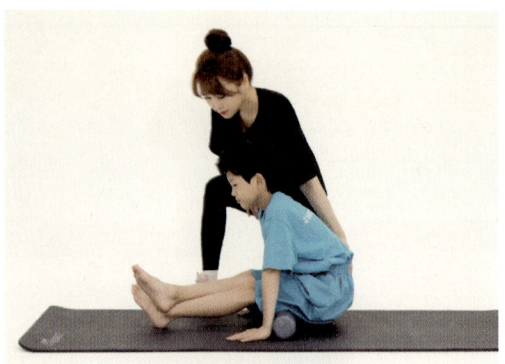

허벅지 뒷쪽 풀기

준비: 한쪽 허벅지 아래 폼롤러 대고 다리를 길게 뻗어 앉습니다.

동작: 반대쪽 다리를 겹쳐 올려 준 상태에서 양손으로 바닥을 짚으면서 엉덩이를 띄워 줍니다.
      아래쪽 다리의 뒤꿈치로 바닥을 지지하면서 폼롤러가 허벅지 위아래로 롤링되도록 움직여 줍니다.

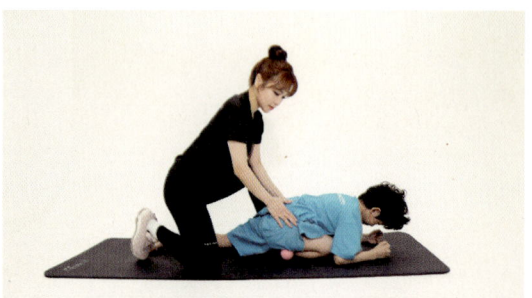 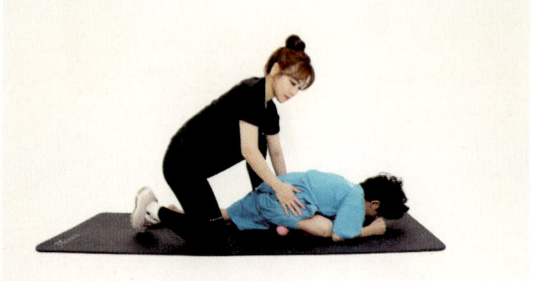

허벅지 바깥쪽 풀기

준비: 한쪽 무릎을 접어 종아리가 매트와 평행이 되도록 몸 앞에 놓고,
      반대쪽 다리는 몸 뒤쪽으로 길게 뻗어 줍니다. 몸을 앞으로 숙여 팔꿈치로 지지합니다.

동작: 앞쪽 허벅지와 엉덩이 사이에 라크로스볼을 넣고, 상체를 한쪽으로 기울여 체중을 실어 줍니다.
      가능하면 팔꿈치를 뻗어 상체를 완전히 숙여 줍니다.

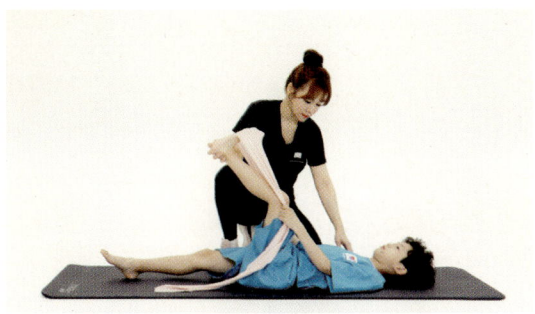 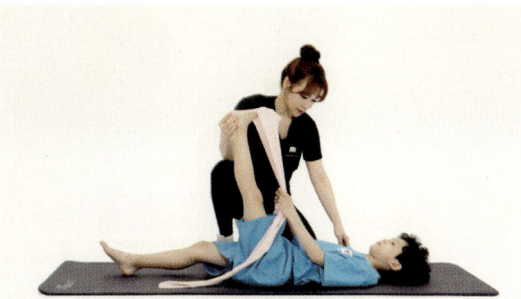

허벅지 뒤쪽 스트레칭

준비: 누워서 한쪽 다리를 올려 무릎을 구부린 상태에서 탄력 밴드를 발바닥에 걸고
양쪽 손으로 밴드가 팽팽해지도록 감아 잡습니다.

동작: 구부렸던 무릎을 서서히 펴면서 다리 뒤쪽 자극을 느끼는 동시에
양쪽 엉덩이가 바닥에서 떨어지지 않도록 무겁게 눌러 줍니다.
30초~1분간 유지하고 반대쪽 다리도 시행합니다.

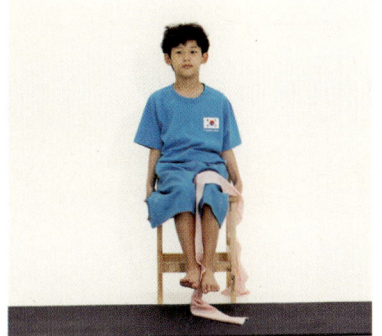 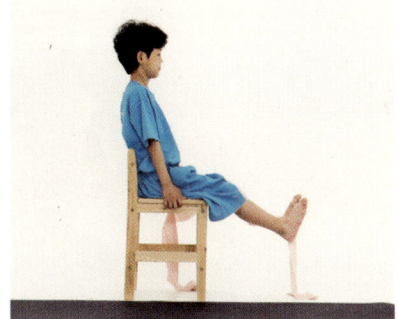

밴드-13 내전근 강화 운동

준비: 의자에 바르게 앉아 발목과 무릎 사이를 조여 세라 밴드를 세로로 길게 고정합니다.

동작: 두 발, 두 무릎을 붙인 상태에서 발을 무릎 높이까지 들어 올립니다.
이때 탄력 밴드가 떨어지지 않도록 다리 안쪽에 강한 힘을 주어야 하며,
허리가 구부정해지지 않도록 양쪽 손으로 의자를 잡아 올려 척추를 세워 줍니다.

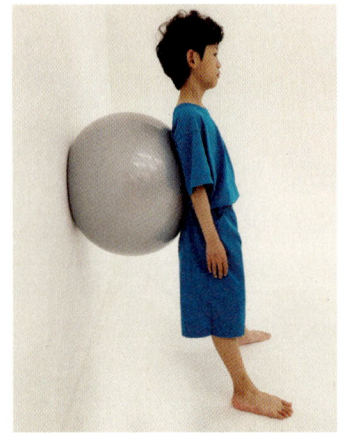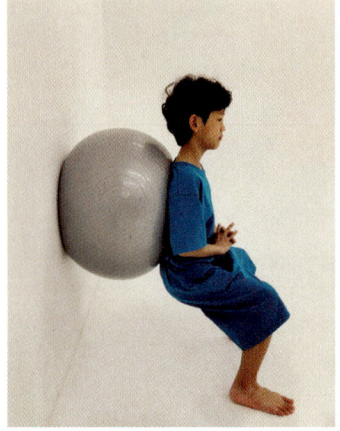

하체 강화 운동

준비: 벽에서 종아리 길이만큼 떨어져 섭니다. 허리 뒤에 짐볼을 두고 떨어지지 않도록 뒤로 밀어 줍니다.

동작: 무릎을 구부려 허벅지와 무릎이 직각이 될 때까지 내려갑니다.
　　　잠시 멈췄다가 바로 발바닥으로 바닥을 밀어내면서 무릎을 펴서 올라옵니다. 10~20회 반복합니다.

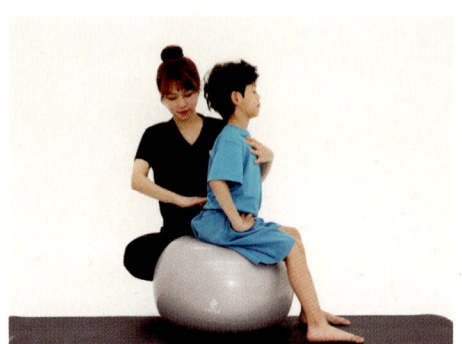

짐볼-7 골반 뒤로 밀어주는 운동

준비: 짐볼 중앙에 앉아 양발은 골반 너비보다 조금 더 넓게 벌려 균형을 잡습니다.

동작: 옆에서 봤을 때 허리가 앞으로 쏙 들어가도록 엉덩이를 뒤로 밀어 줍니다.
　　　이때 상체는 움직이지 않도록 고정하고 오리 엉덩이를 만들어 줍니다.

4) 어깨 불균형, 척추 옆굽음증

1), 2), 3) 증상별 운동에서 소개한 폼롤러, 라크로스볼 부위별 풀기를 모두 시행합니다.

척추와 골반을 연결하는 좌우 허리 근육 중 길이가 짧아진 쪽을 중점적으로 늘려 줍니다.

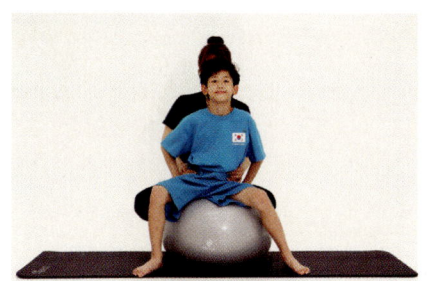

> 준비: 짐볼 중앙에 앉아 양발은 골반 너비보다 조금 더 넓게 벌려 상체가 움직이지 않도록 균형을 잡습니다.
>
> 동작: a. 양손을 허리에 두어 상체가 움직이지 않는 상태에서 엉덩이를 좌우로 조금씩 밀어 줍니다. 움직일 수 있는 범위가 생각보다 작아요. 엉덩이를 왼쪽으로 밀었을 때 왼쪽 옆구리가 짧아진다는 느낌, 오른쪽 옆구리는 길어진다는 느낌으로 움직여야 합니다. 골반이 왼쪽으로 잘 밀리지 않는다면 오른쪽 허리 뒤 근육이 짧아진 상태이므로 안 되는 쪽을 많이 시행합니다.

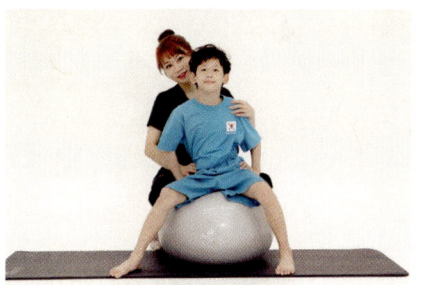

상체 옆면 스트레칭 1

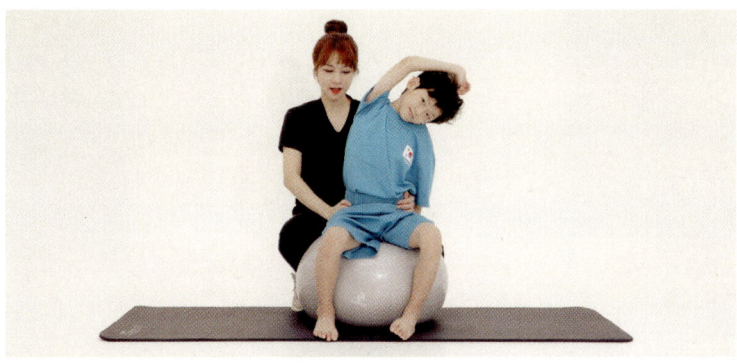

> 동작: b. 한쪽 팔을 천장을 향해 뻗어 올리고 반대쪽으로 몸을 기울여 옆구리를 늘려 줍니다. 몸통이 옆으로 기울어질 때 반대 방향으로 엉덩이를 밀어줘야 균형을 잡을 수 있습니다. 기울어진 상태에서 5~10초간 유지하고 반대쪽도 번갈아 진행합니다. 이때, 몸통이 앞으로 숙여지지 않도록 무게중심을 뒤쪽으로 실어 줍니다.

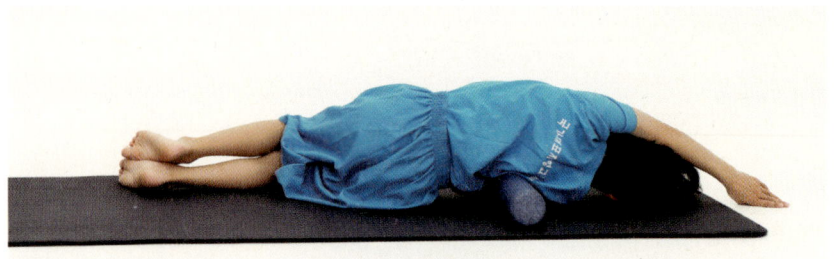

상체 옆면 스트레칭 2

짧아진 전거근, 요방형근, 기립근 이완을 통해 좌우 근육 길이를 맞추어 줍니다.

준비: 옆으로 누워 가슴 아래 폼롤러를 두고 아래쪽 팔꿈치를 구부려 상체를 지지합니다.
다리를 모아 무릎을 구부리면 균형 잡기가 편합니다.

동작: 위쪽 팔을 머리 위로 길게 뻗어서 위편 가슴뼈 사이를 크게 확장합니다.
마른 아이들은 폼롤러가 닿는 부위가 아플 수 있으므로 폼롤러 위에 수건을 대 주면 좋습니다.

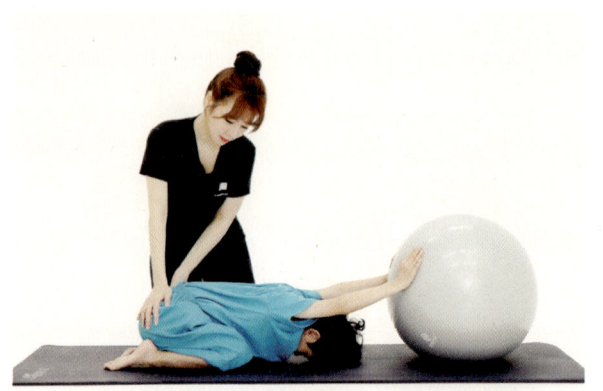 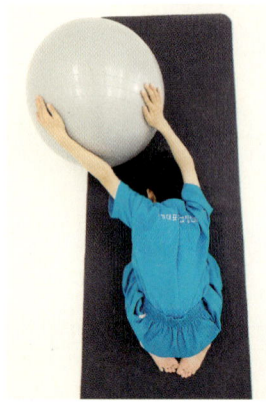

상체 옆면 스트레칭 3

준비: 무릎을 꿇고 앉아 몸을 앞으로 숙이고 양손을 뻗어 짐볼에 가볍게 올려 놓습니다.

동작: 몸통이 구부러지지 않는 선까지 양팔로 짐볼을 오른쪽으로 굴려 줍니다.
왼쪽 겨드랑이부터 등, 옆구리, 허리까지 길게 늘어나는 자극을 느끼고
엉덩이는 움직이지 않도록 무겁게 눌러 줍니다. 반대쪽도 번갈아 시행합니다.

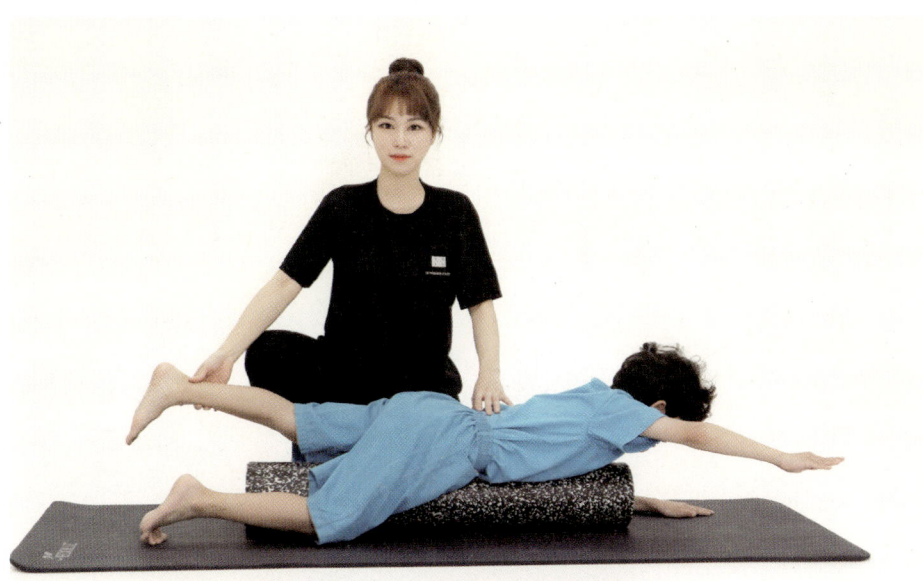

균형 잡는 코어 강화 중심 운동 1

준비: 네발 기기 자세에서 짐볼을 배에 넣습니다.
　　　짐볼이 너무 커서 무릎이 닿지 않는 경우에는 볼 없이 맨몸으로 진행해도 무방합니다.
　　　머리는 밑으로 떨어지지 않도록 척추와 일직선을 유지하고
　　　손으로 바닥을 힘껏 밀어내는 힘으로 등을 편평하게 합니다.

동작: 오른팔을 어깨 높이로 들어 올리고, 왼쪽 다리를 엉덩이 높이로 들어 올립니다.
　　　5~10초간 유지하고 반대쪽 팔과 다리를 번갈아 진행합니다.
　　　골반이 움직이지 않도록 몸통에 힘을 주고 각 10회씩 반복합니다.

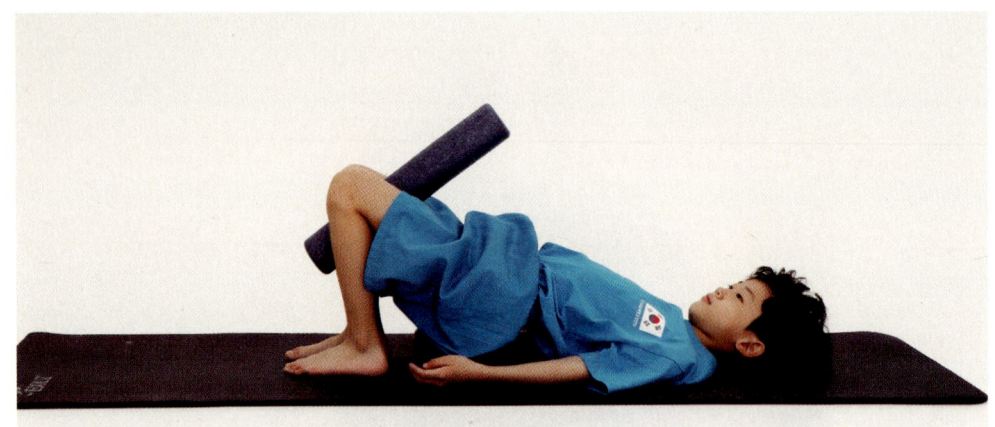

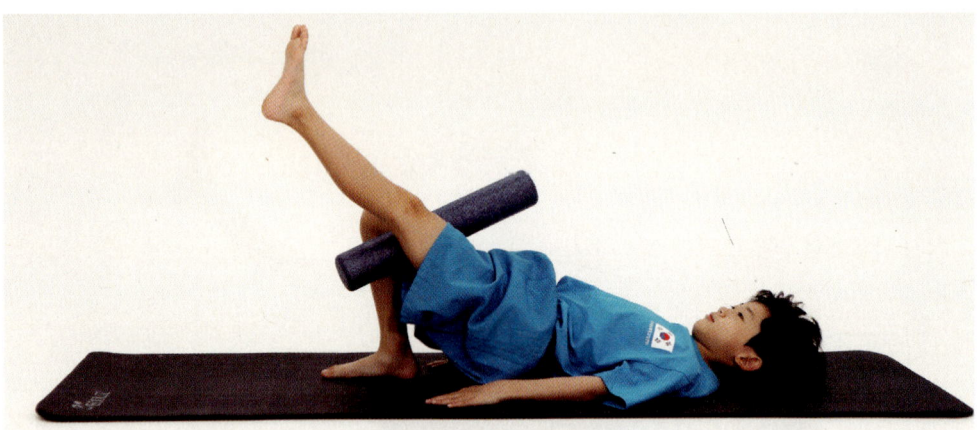

균형 잡는 코어 강화 중심 운동 2

준비: 누워서 무릎을 세워 발바닥을 엉덩이 가까이 놓습니다.
　　　이때 양발을 붙이고 무릎 사이에 폼롤러나 공을 끼웁니다.
　　　양 손바닥은 바닥을 향하도록 길게 뻗고 뒷목을 길게 하여 정면을 바라봅니다.

동작: 윗등-중간등-아랫등-엉덩이 순으로 바닥에서 떨어뜨려 골반을 올려 줍니다.
　　　균형이 잘 유지된다면 엉덩이가 바닥으로 떨어지지 않도록 엉덩이 힘을 주면서
　　　한쪽 다리를 사선으로 뻗어 줍니다.
　　　양쪽 모두 체크해 보고 균형이 잘 안 잡히는 쪽을 두 배 더 시행해 줍니다.

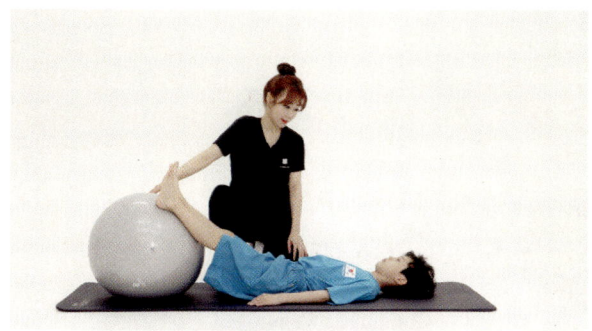
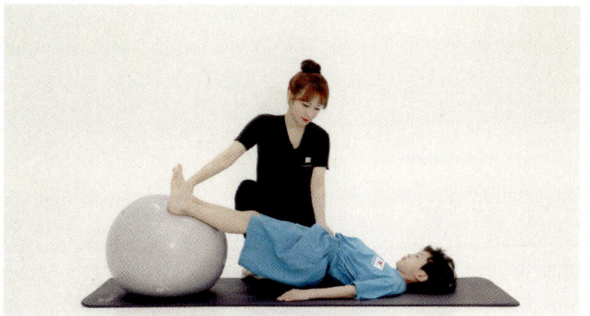
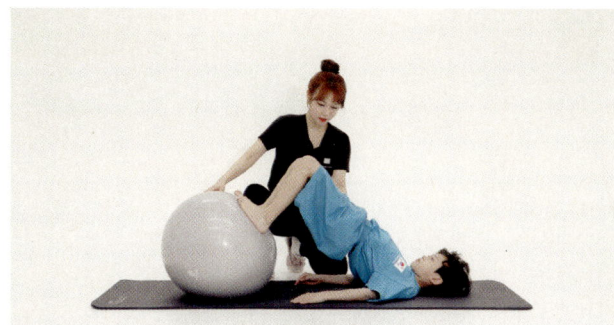

균형 잡는 코어 강화 운동 3

준비: 등을 대고 누워 짐볼을 발아래 두고 무릎을 구부려 줍니다.

동작: 숨을 내쉬면서 엉덩이부터 아랫등-윗등 순으로 균형을 잡아가며 들어 올립니다.
　　　엉덩이를 들어 올린 상태에서 5~10초간 유지하고,
　　　숨을 내쉬면서 윗등부터 아랫등-엉덩이까지 내려 제자리로 돌아옵니다.
　　　해당 동작을 10회 정도 반복하고,
　　　마지막 엉덩이를 들어 올린 상태에서 발뒤꿈치가 엉덩이 가까이 오도록
　　　짐볼을 굴리면 허벅지 뒤 근육까지 강한 근력 운동이 가능합니다.

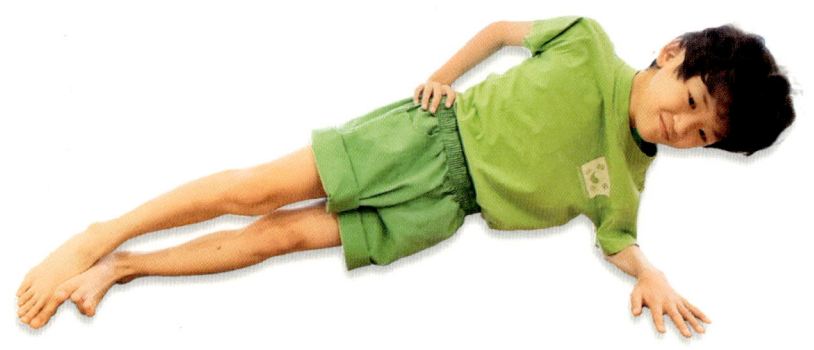

균형 잡는 코어 강화 운동 4

준비: 옆으로 누워 한쪽 팔꿈치를 어깨와 수직선상에 세워둡니다. 양발은 포개거나 벌려서 앞뒤로 놓습니다.

동작: 옆에서 봤을 때 머리-골반-다리까지 사선이 되도록 골반을 들어 줍니다.
밑을 향하고 있는 옆구리, 등, 허리가 단단해짐을 느낍니다. 양쪽 번갈아 시행하며, 좌우 허리 근육이 약한 쪽이 밑으로 가게 한 뒤 두 배 더 많이 시행합니다.

4
커플 운동

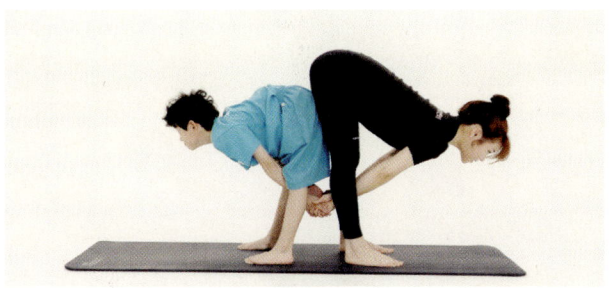

엉덩이 마주 대고 다리 늘리기

준비: 등을 대고 두 걸음 떨어져 섭니다.
　　　허리를 숙여 다리 사이로 손을 내밀어 상대방의 손을 잡습니다.

동작: 손을 맞잡은 상태에서 허리를 들어 상체를 세우고 가능하면 무릎을 펴 줍니다.
　　　허벅지와 종아리의 스트레칭을 5~10초간 느끼고, 제자리로 돌아가기를 3세트 시행합니다.

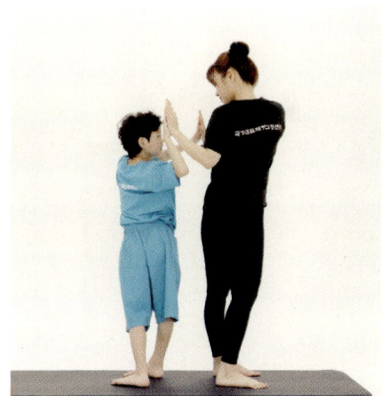

뒤돌아 손뼉치기

준비: 등을 대고 두 걸음 떨어져 섭니다.

동작: 양손 가슴 높이로 들어서 서로 반대쪽으로 몸통을 돌려서 손바닥 박수를 치고, 반대쪽도 시행합니다.

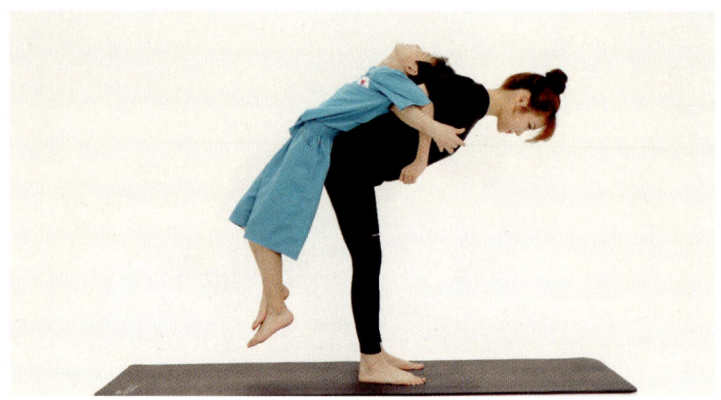

등에 업혀 천장 보기

준비: 등을 대고 두 걸음 떨어져 섭니다. 서로 앞뒤로 팔짱을 낍니다.

동작: 체구가 큰 사람이 몸을 앞으로 굽히면서 상대방을 등에 올립니다.
    등에 기댄 사람은 발이 지면에서 떨어질 때까지 몸을 젖혀주고,
    최대한 몸에 힘을 빼고 가슴 앞면을 늘려 줍니다.

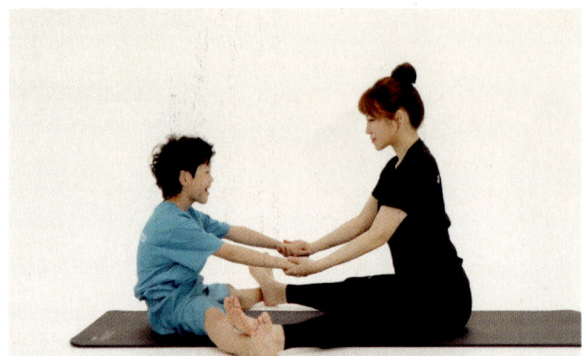 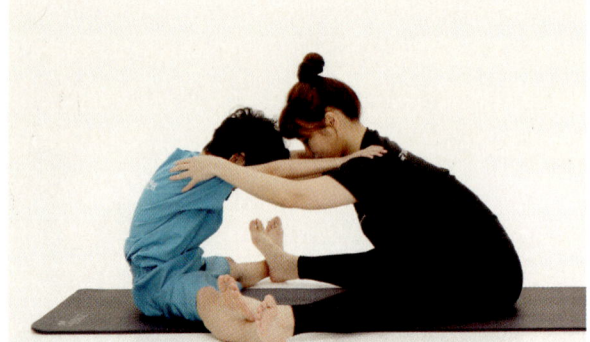

마주 보고 다리 늘리기

준비: 두 사람이 마주 보고 다리를 벌려 앉습니다.

동작: 서로 팔을 잡은 상태에서 조금씩 가까이 앉으면 다리 안쪽에 자극이 많이 옵니다.
    유연성이 좋은 사람은 상대의 어깨에 손을 올리고, 상체를 숙여 주면 더 많은 자극을 느낄 수 있습니다.

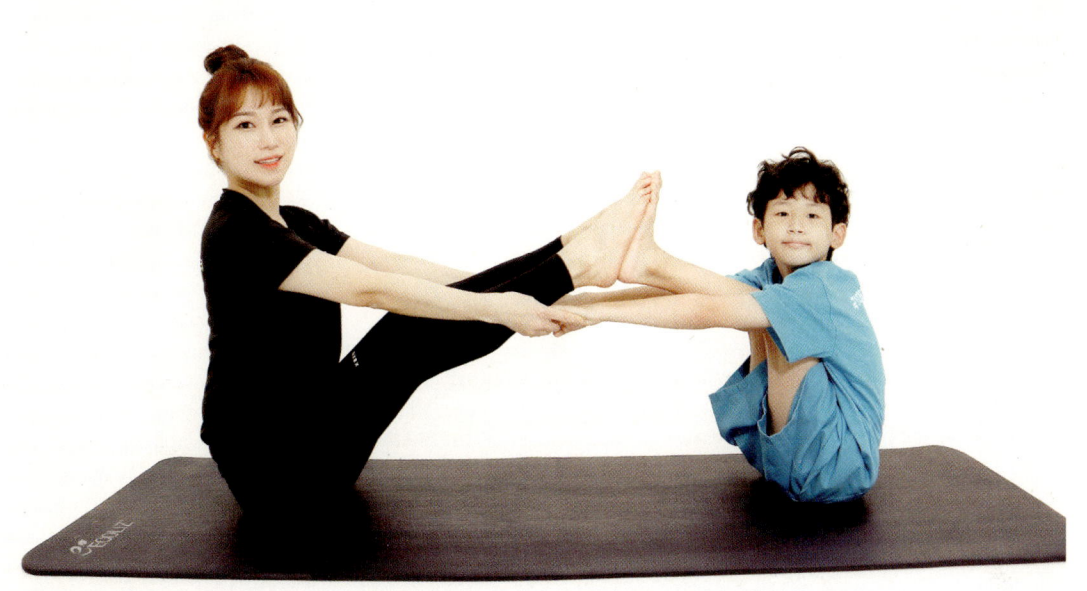

발바닥 마주 대고 들어 올리기

준비: 다리를 뻗은 상태로 마주 보고 앉습니다. 서로 발바닥을 대고 상대방의 손을 잡습니다.

동작: 마주 댄 다리를 서서히 머리 높이까지 들어 올립니다.
 이때, 뒤로 넘어지지 않도록 복부에 힘을 주어 균형을 유지합니다.
 30초 이상 유지하면 좋습니다.

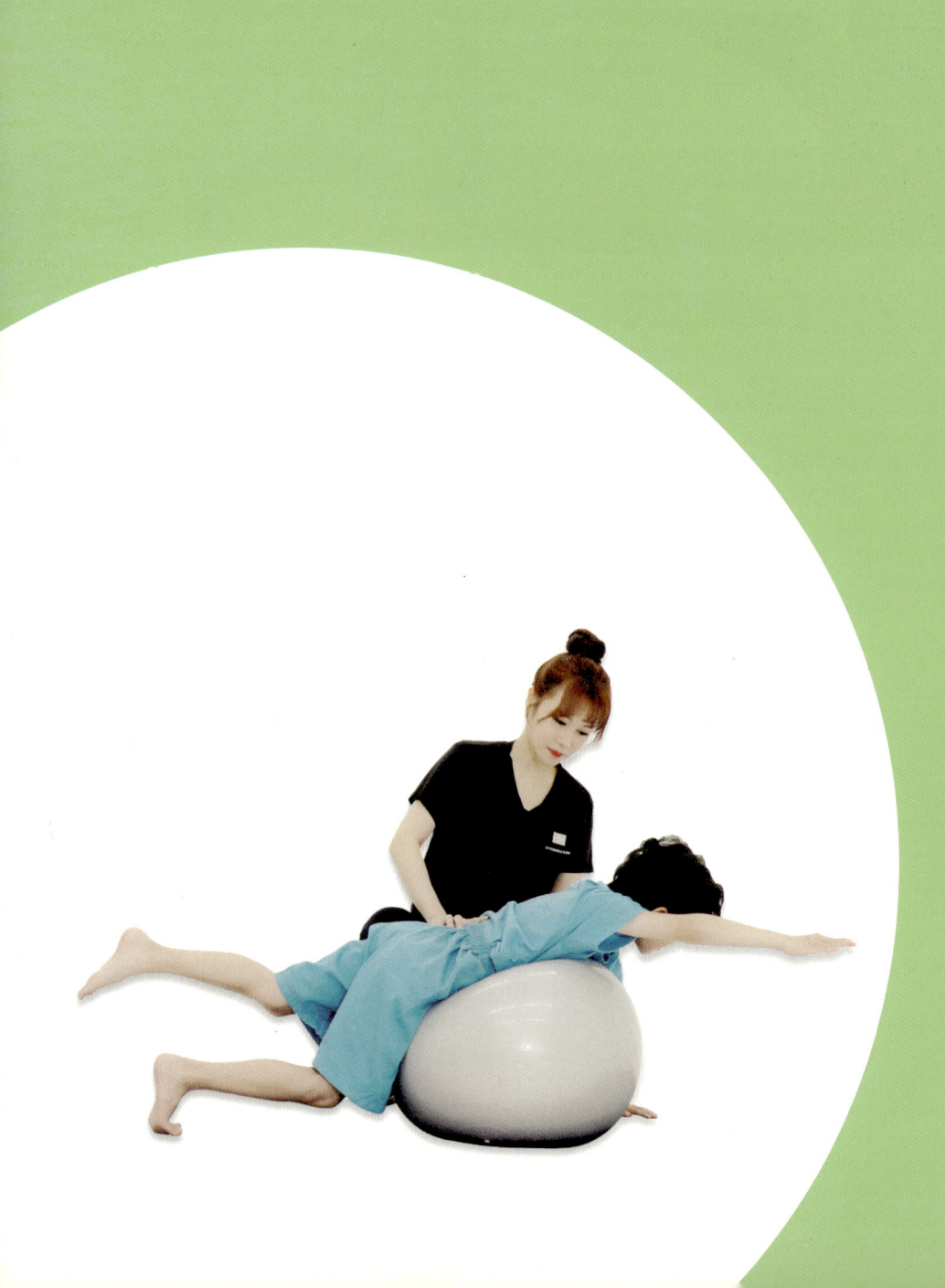

IV 운동 특기생 심플 테이핑

1. 어깨
2. 팔꿈치
3. 허리
4. 허벅지
5. 무릎
6. 발목

1
어깨

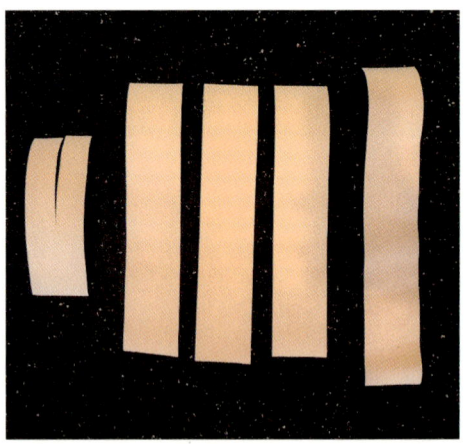

Y자형 3칸 1개, I자형 4칸 3개, I자형 5칸 1개

1. 어깨 봉우리에서 만나도록 Y자형 테이프를 중삼각근을 감싸 붙입니다.

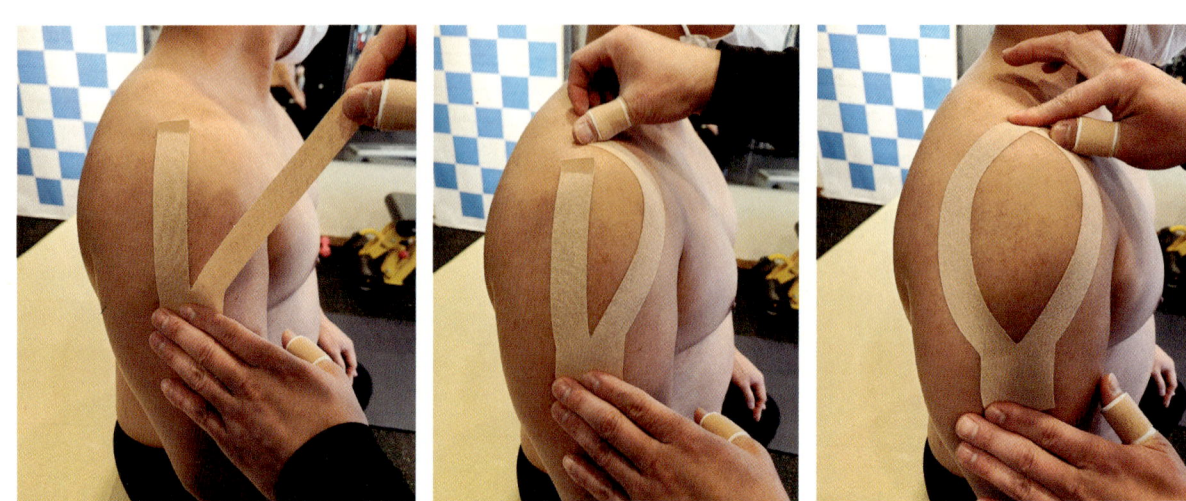

2. 어깨 봉우리에서 시작해서 1번 테이프의 중앙을 지나가도록 I자형 테이프를 붙입니다.

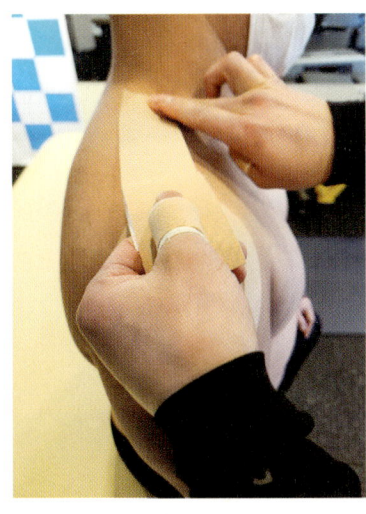 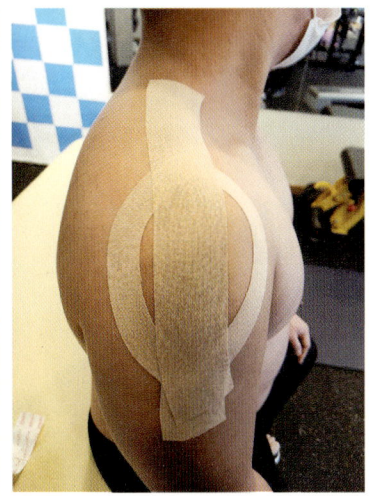

3. 손이 등 뒤로 가도록 팔의 앞쪽을 늘린 상태에서 I자형 테이프가 팔의 앞쪽에서 시작해서 날개 뼈 윗부분에서 끝나도록 길게 붙입니다.

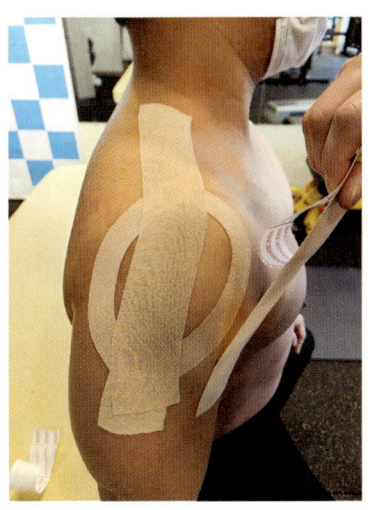 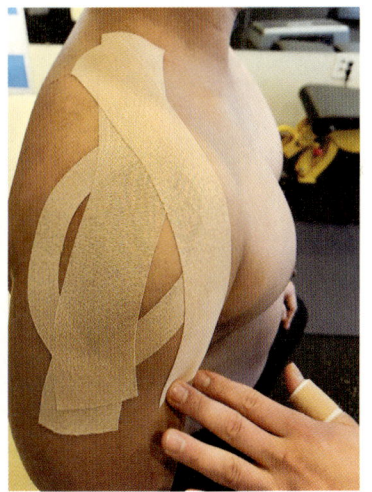

4. 손이 몸의 앞쪽으로 오도록 팔의 뒤쪽을 늘인 상태에서 I자형 테이프를 팔의 뒤쪽에서 시작해서 쇄골 윗부분으로 길게 붙입니다.

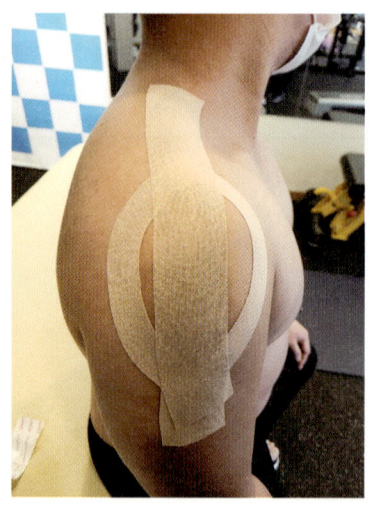

5. I자형 테이프로 팔 아랫부분을 정리하여 감싸 붙입니다.

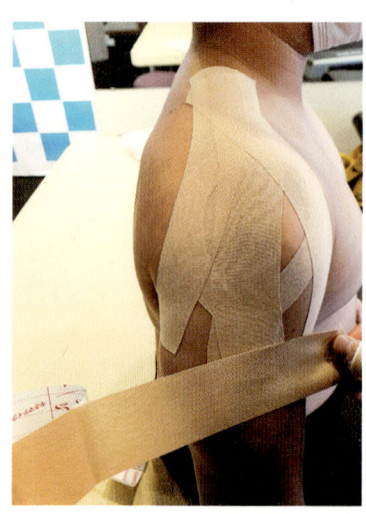 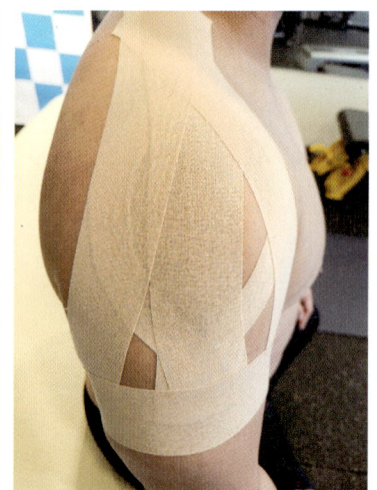

2
팔꿈치

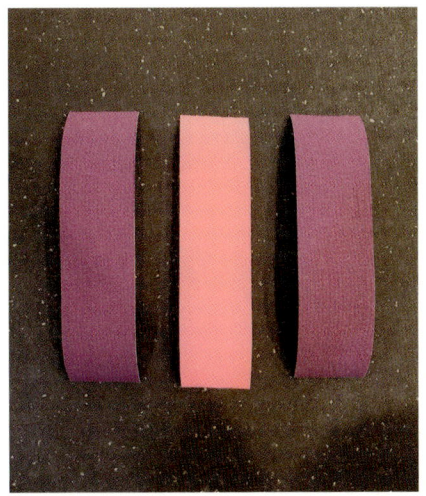

I자형 4칸 3개

1. I자형 테이프를 팔꿈치 안쪽에서 시작해서 손목까지 사선으로 내려 붙입니다.

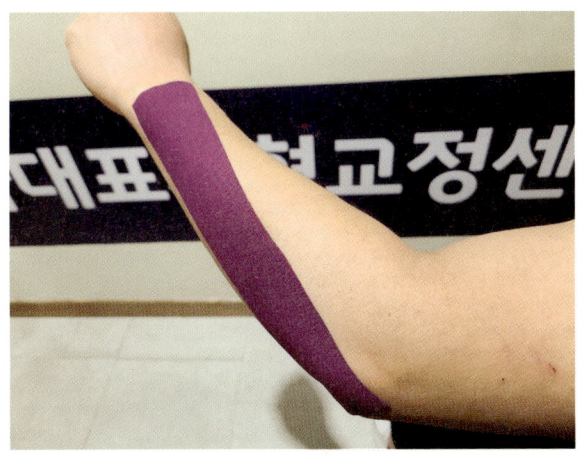

2. I자형 테이프를 팔꿈치 바깥쪽에서 시작해서 손목까지 사선으로 내려 붙입니다.

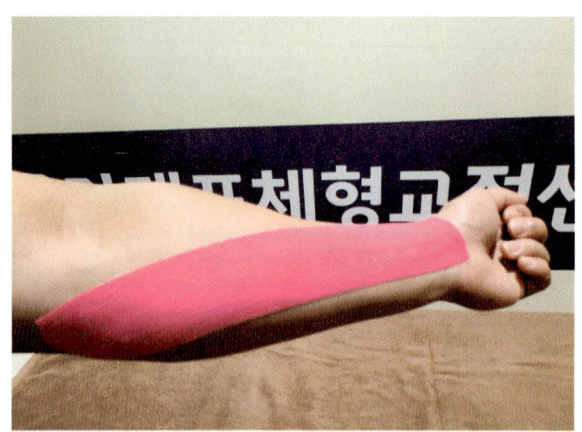

3. I자형 테이프로 손목을 둘러 줍니다.

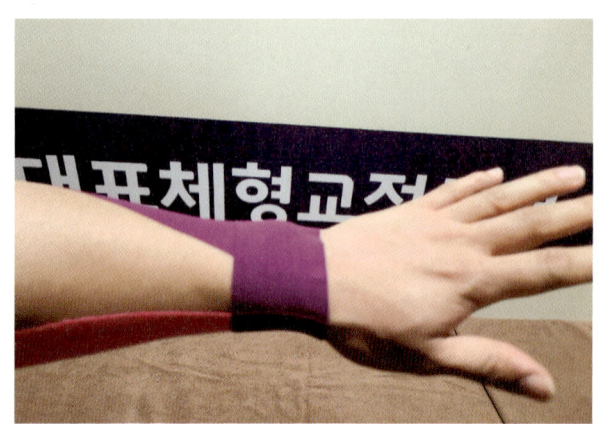
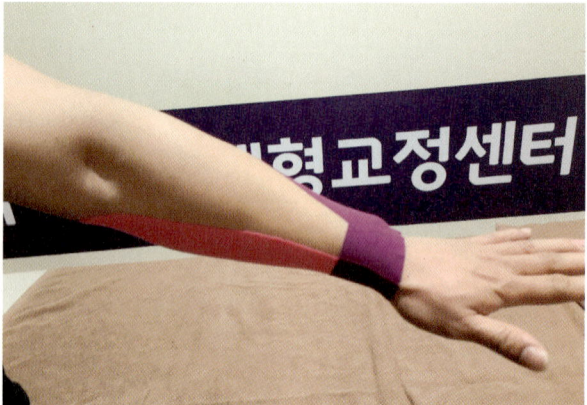

3
허리

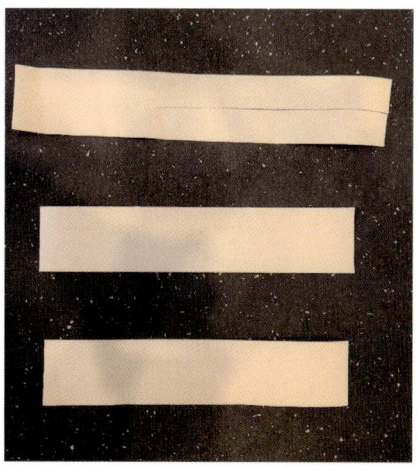

Y자형 5칸 1개, I자형 4칸 2개

1. Y자형 테이프를 골반 엉치뼈 위쪽에서 시작해서 척추뼈를 중심으로 양옆으로 길게 올려 붙입니다.

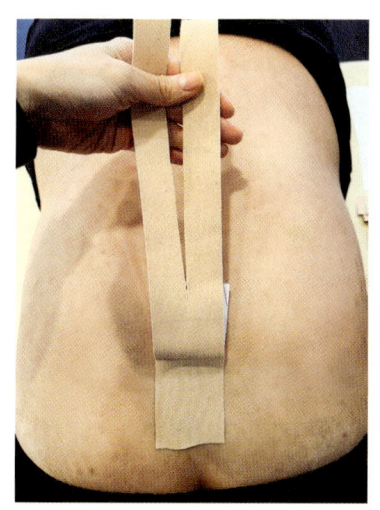 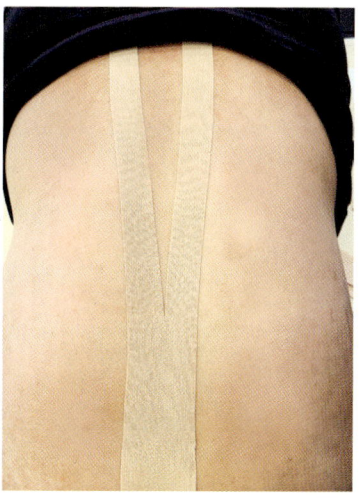

2. I자형 테이프를 엉치뼈에서 시작해서 골반선을 따라 사선으로 붙여 옆구리에서 마무리합니다.

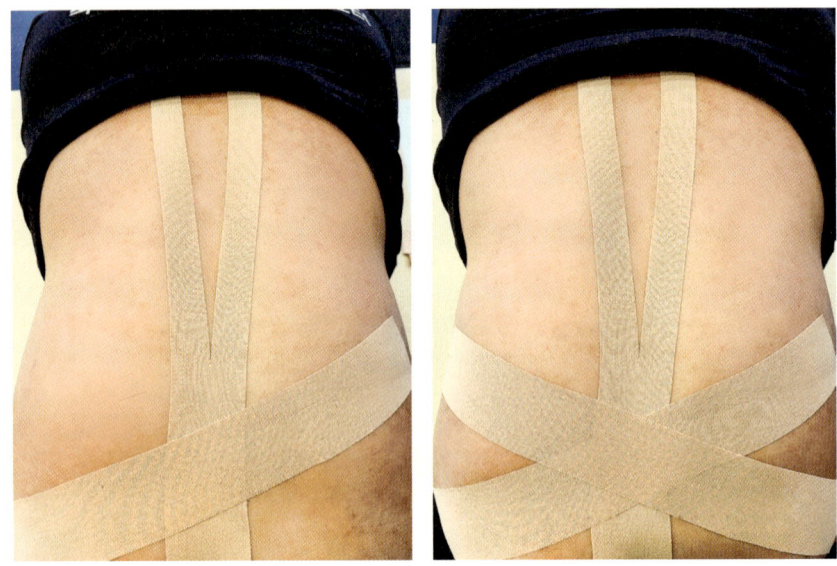

3. 반대쪽도 같은 방법으로 붙입니다.

4. 조금 더 단단한 지지를 원하는 경우 X자형 테이프를 2/3 정도 겹치도록 중복하여 붙입니다.

4
허벅지

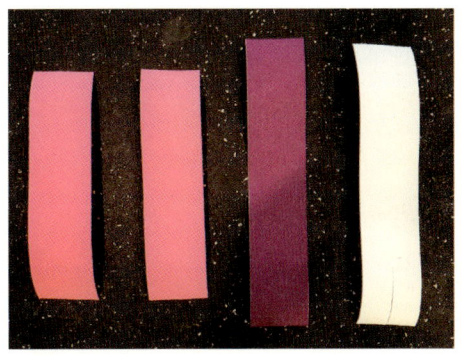

I자형 4칸 2개, I자형 5칸 1개, Y자형 5칸 1개

1. I자형 테이프를 무릎 바깥쪽에서 시작하여 허벅지 바깥쪽을 따라 붙입니다.

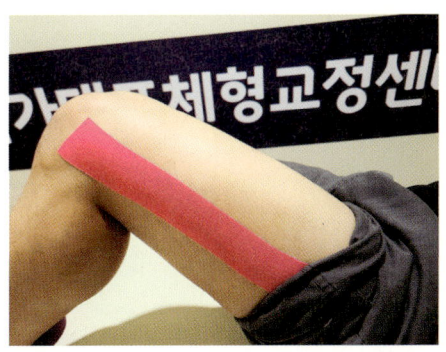

2. 허벅지 안쪽도 같은 방법으로 붙입니다.

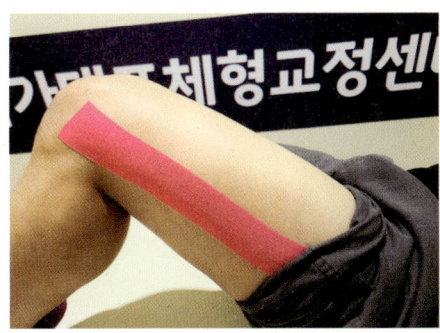

3. I자형 테이프를 허벅지 바깥쪽에서 시작해서 전면을 지나 무릎 안쪽까지 봉공근의 모양으로 붙여 줍니다.

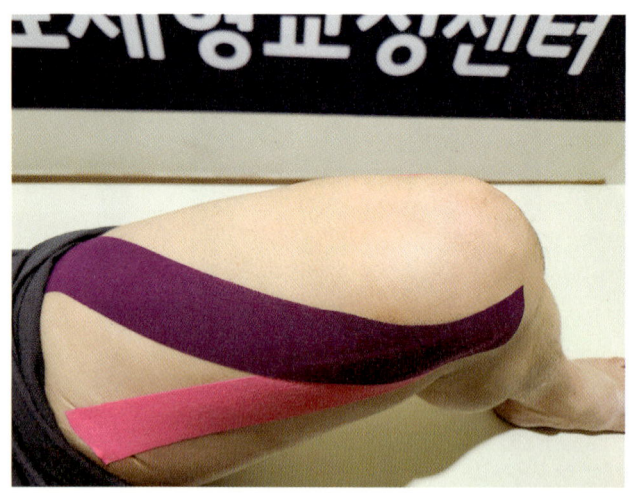

4. Y자형 테이프를 허벅지 위에서부터 내려와 무릎을 감싸 정강이뼈 부분에서 마무리합니다.

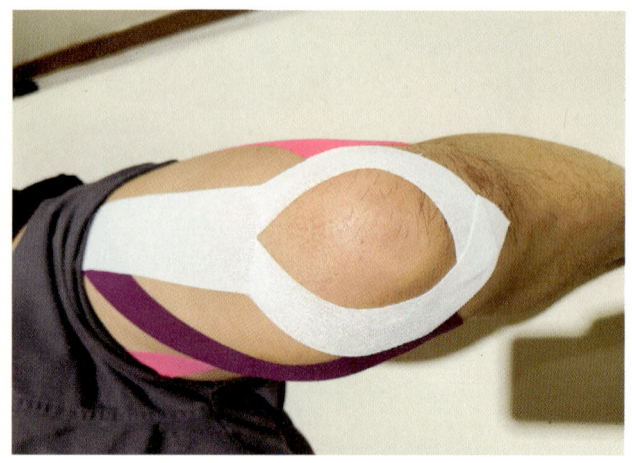

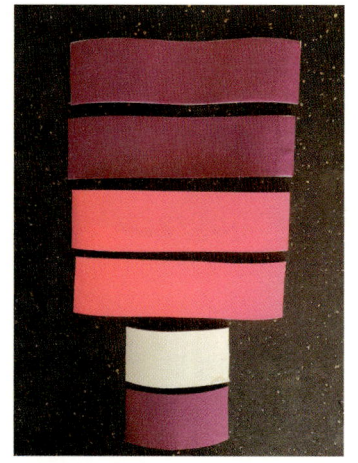

I자형 4칸 또는 5칸 4개, I자형 2칸 2개

1. I자형 테이프를 허벅지 중간 바깥쪽에서 시작하여 무릎외측을 따라 붙입니다.

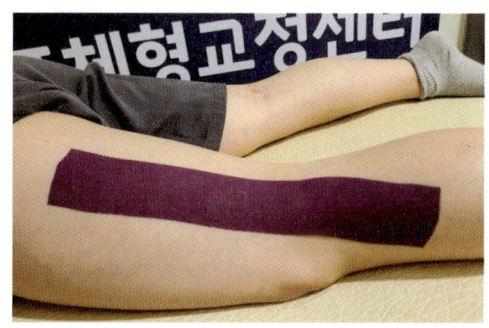

2. 1/3 정도 겹치도록 같은 방법으로 붙입니다.

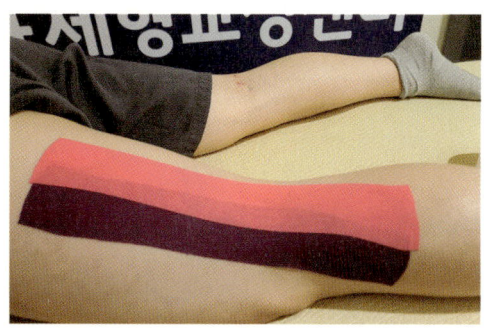

3. I자형 테이프를 허벅지 중간 안쪽에서 시작하여 무릎내측을 따라 붙입니다.

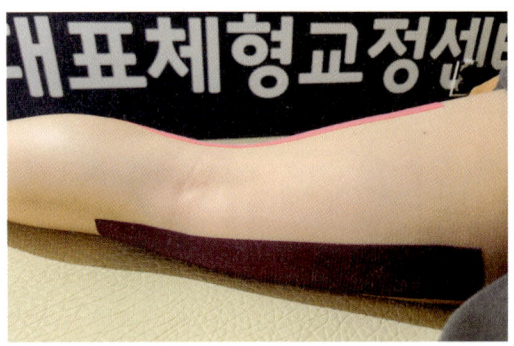

4. 1/3 정도 겹치도록 같은 방법으로 붙입니다.

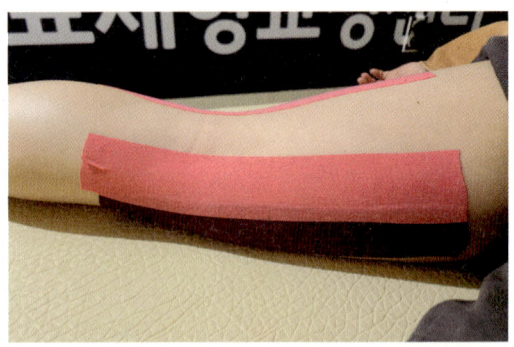

5. 2칸짜리 I자형 테이프를 무릎 위쪽 허벅지 중간부위에 가로로 붙이고, 그 아래 한 번 더 붙입니다.

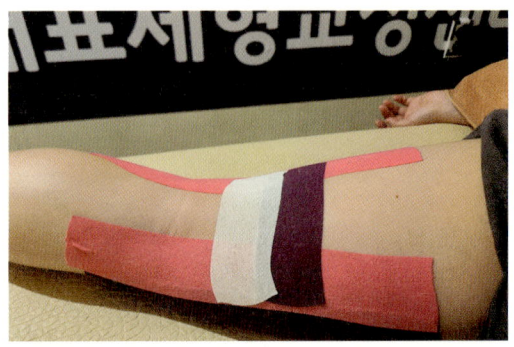

5
무릎

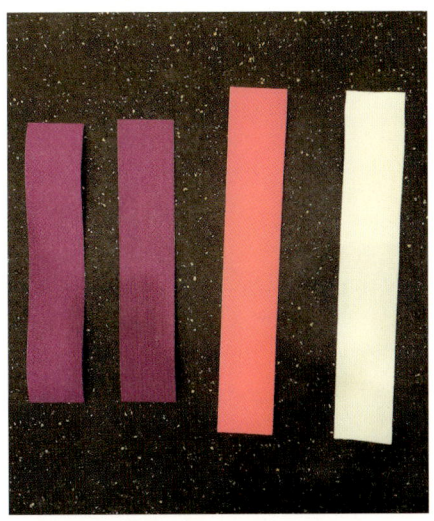

I자형 4칸 2개, I자형 5칸 2개

1. 허벅지 중간 바깥쪽에서 시작해서 무릎 안쪽으로 무릎뼈를 감싸듯 붙입니다.

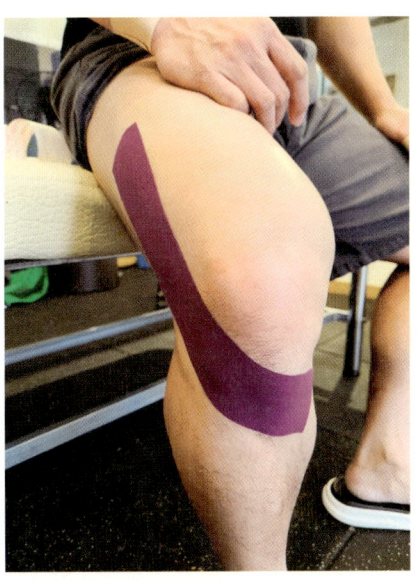

2. 허벅지 중간 안쪽에서 시작해서 무릎 바깥쪽으로 감싸 붙입니다.

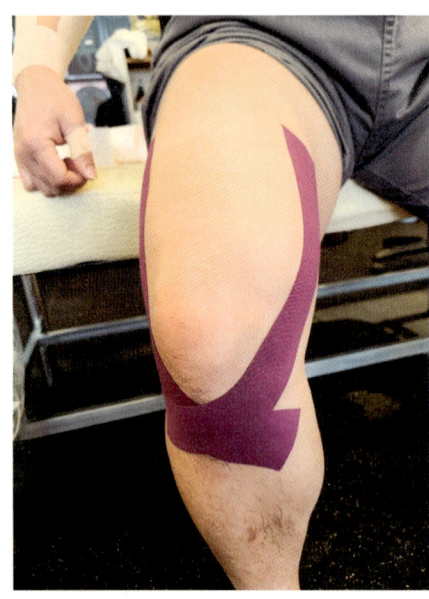 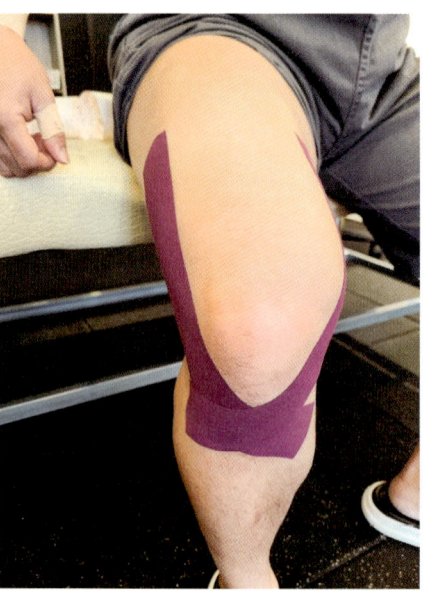

3. I자형 테이프의 중간을 무릎 바로 아래를 감싸 허벅지 내외측을 감싸듯이 U자형으로 붙입니다.

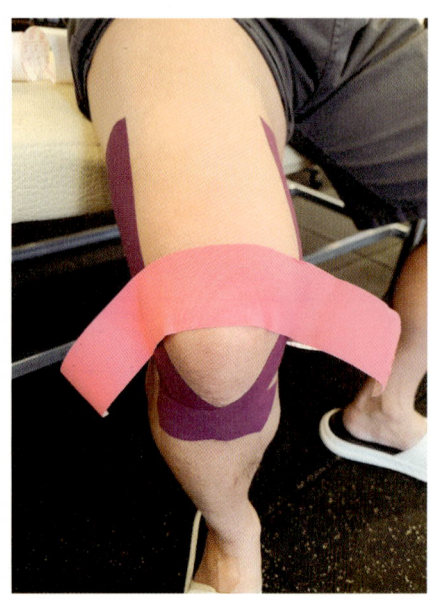 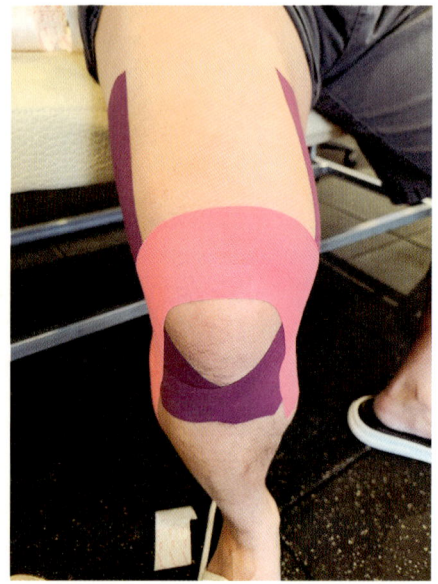

4. 무릎 바로 위를 감싸 종아리 내외측으로 내려 붙입니다.

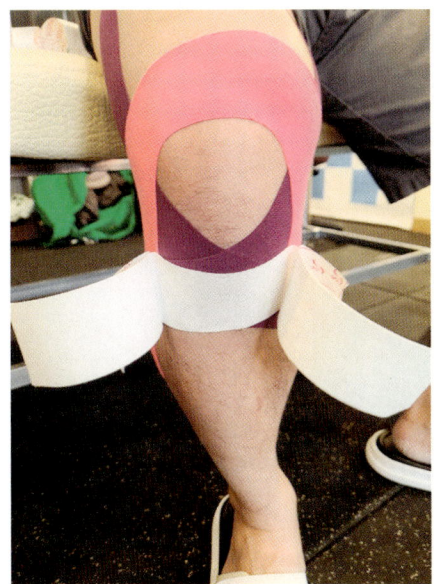 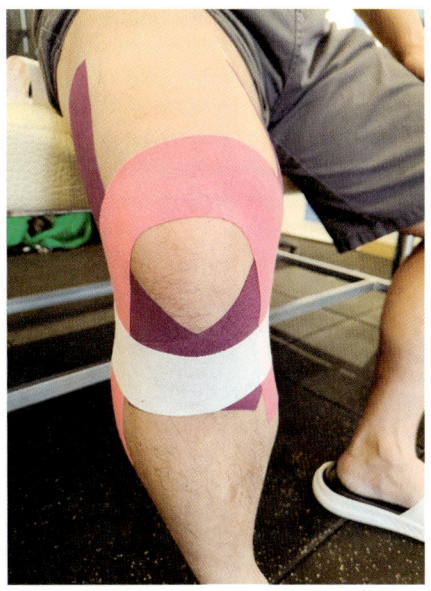

5. 강한 고정이 필요할 때는 비탄력 테이프로 3, 4번을 중복해서 붙입니다.

6
발목

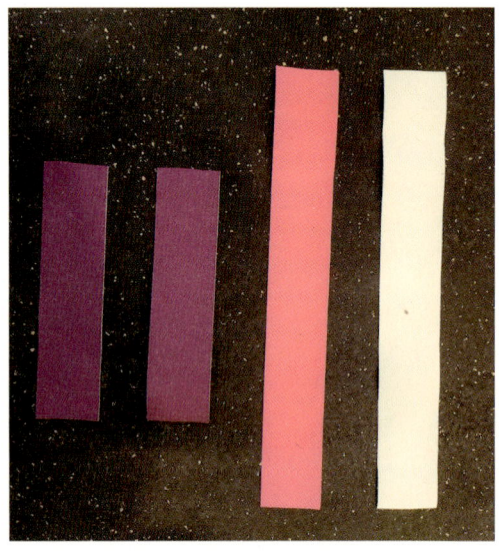

I자형 4칸 2개, I자형 7칸 1개, I자형 7칸 1개

1. 종아리 바깥쪽에서 시작해서 복사뼈를 지나 발까지 붙입니다.

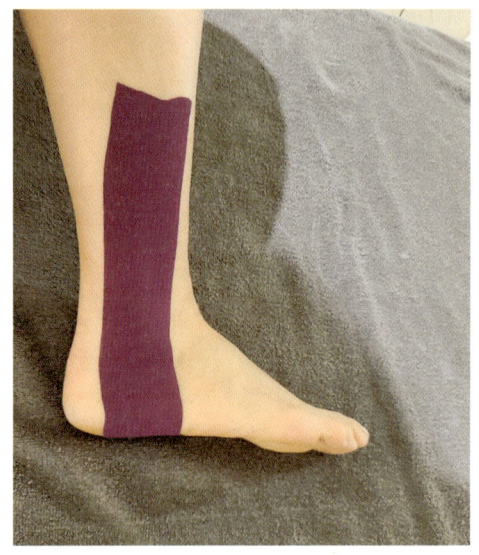

2. 종아리 안쪽에서 시작해서 복사뼈를 지나 발까지 붙입니다.

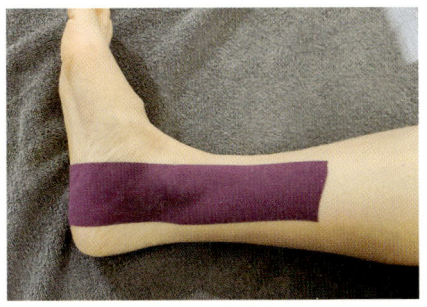

3. I자형 테이프 가운데를 뜯어 발바닥 중앙에서 시작해서 내외측 발목에 이어 붙입니다. 이때 기존에 붙어 있는 테이프와 2/3 정도 겹치도록 합니다.

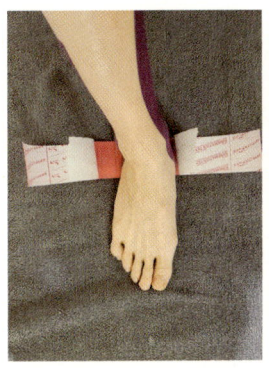 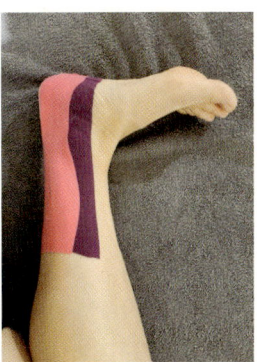

4. I자형 테이프 가운데를 뜯어 아킬레스건에서 시작해서 한쪽은 발목 바깥쪽을 감싸 발 안쪽으로 마무리하고, 반대쪽은 발목 안쪽을 지나 발 바깥쪽으로 X자형으로 마무리합니다.

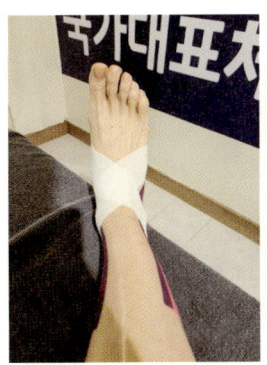 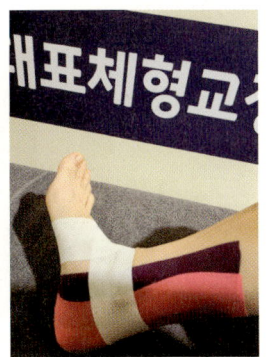

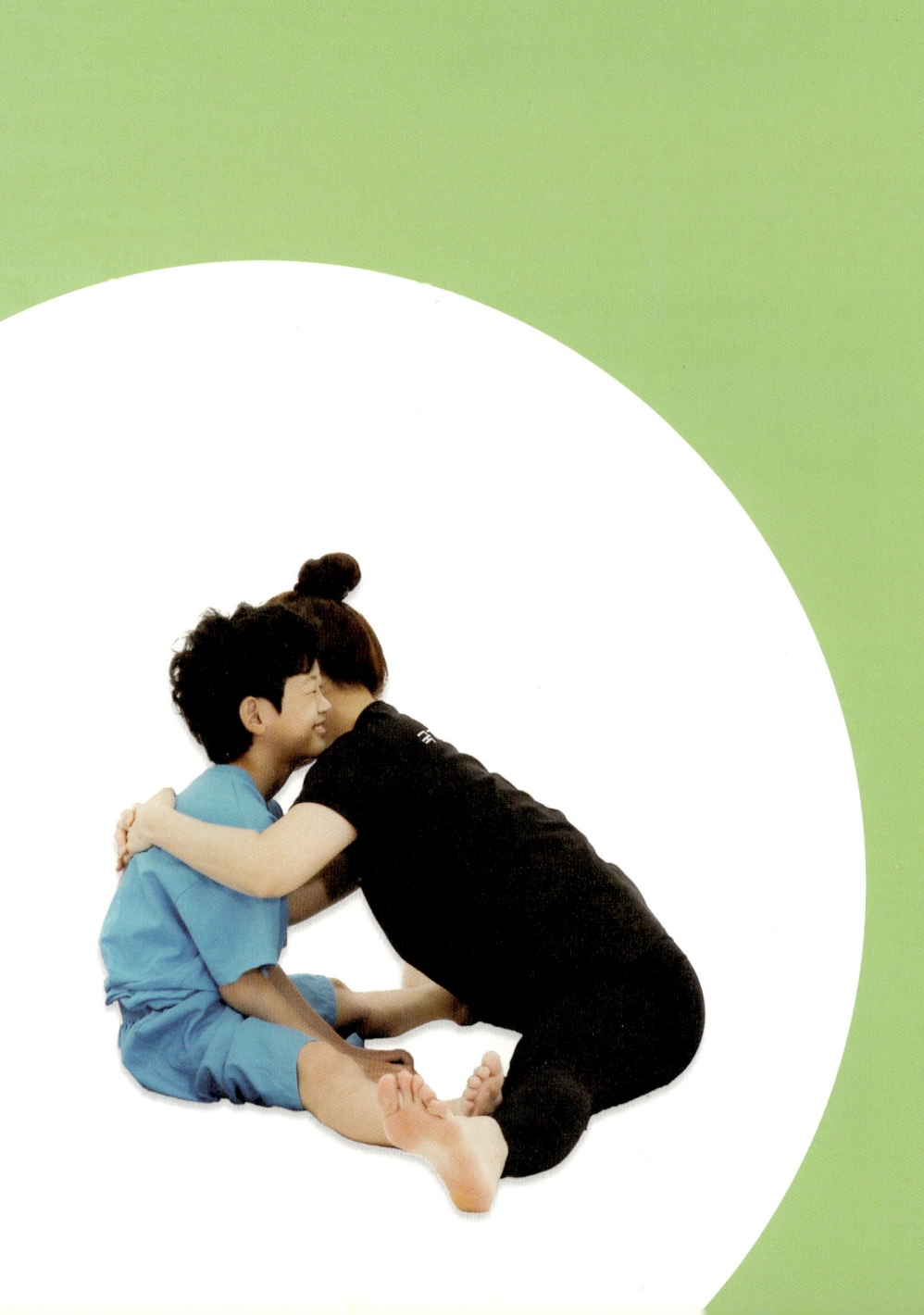

V 관리 후기

사례 1

초등학교 6학년 여자 회원(하○○ 님)

머리 위치, 좌우 어깨 높이 불균형

말린 어깨, 골반 불균형

엑스다리, 유연성 감소

2021.02. → 1회 관리 후

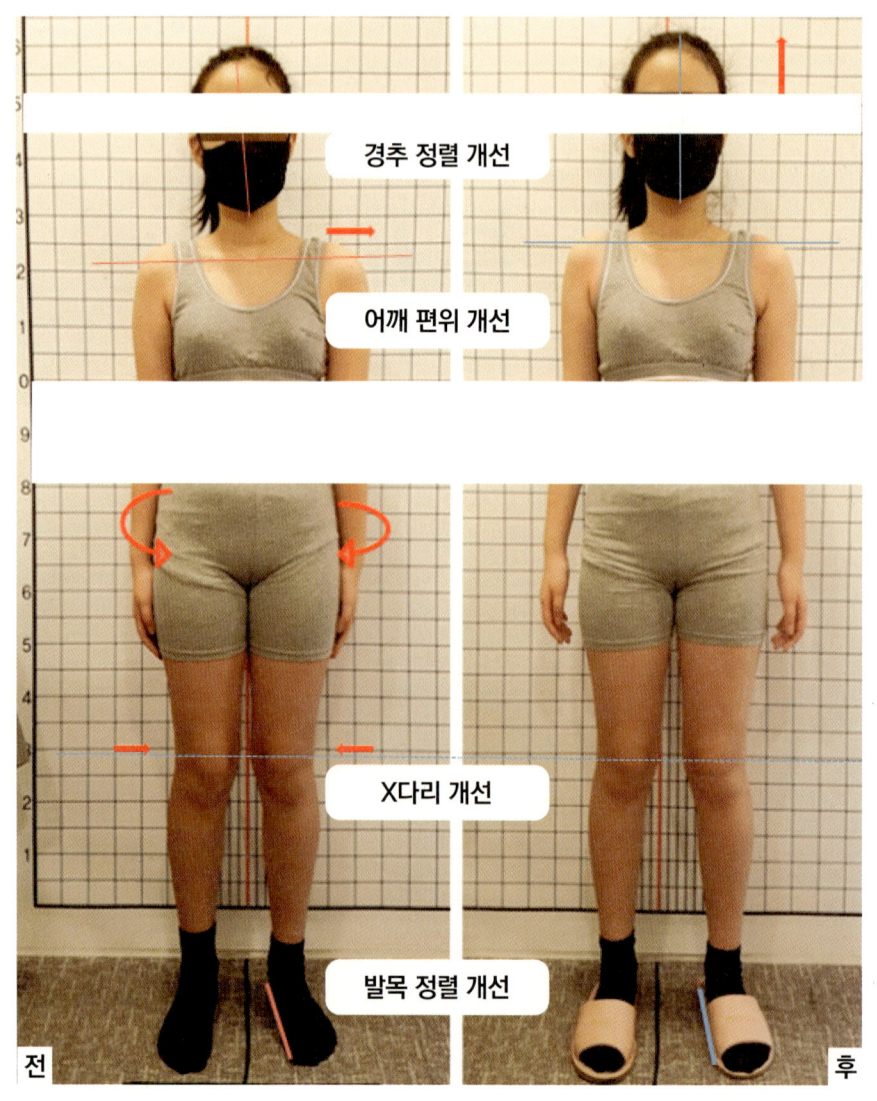

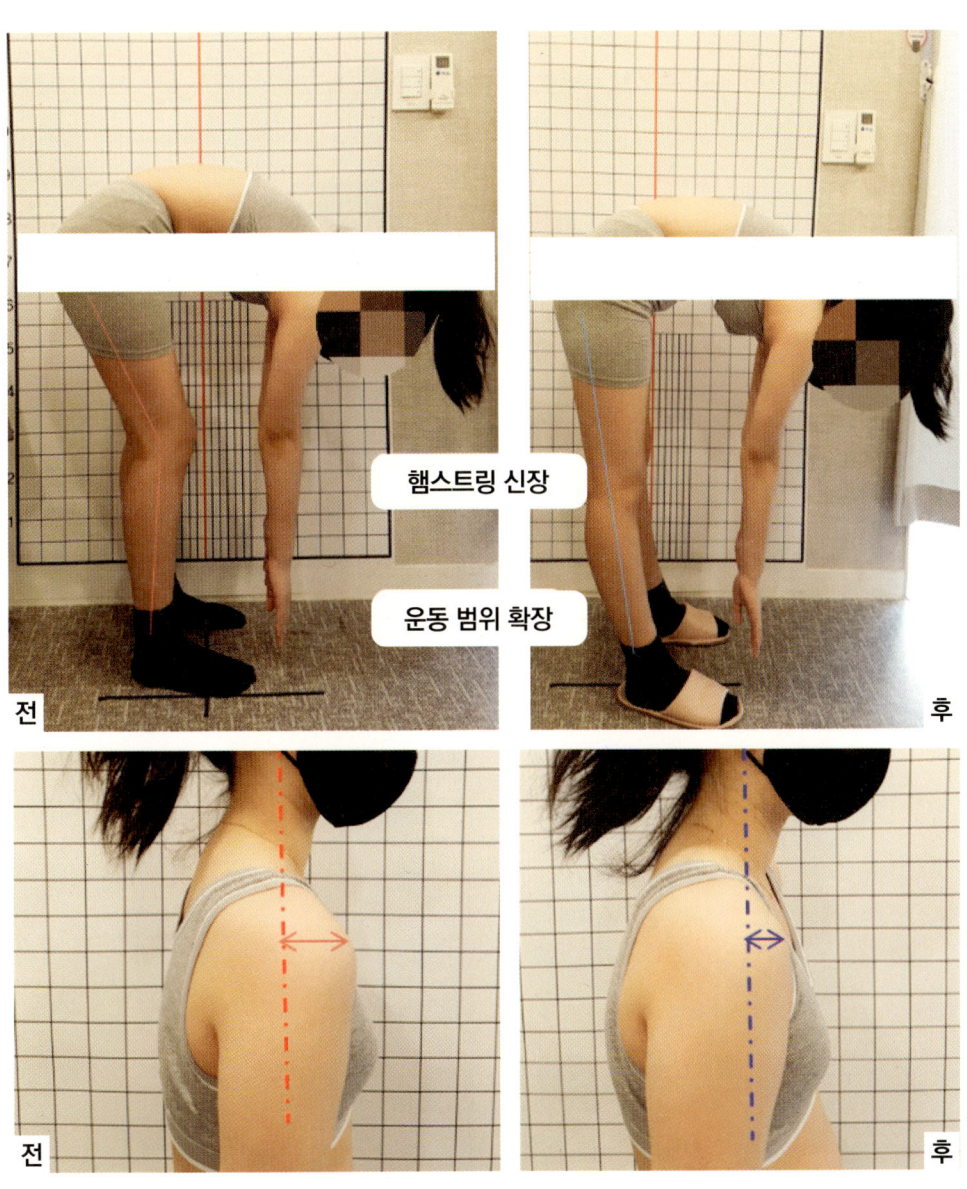

햄스트링 신장

운동 범위 확장

전 / 후

사례 2

초등학교 3학년 여자 회원(이○○ 님)

말린 어깨, 골반 전방경사(오리 엉덩이), 골반 불균형, 키 성장

2021.09. → 2021.12. (20회 관리 후)

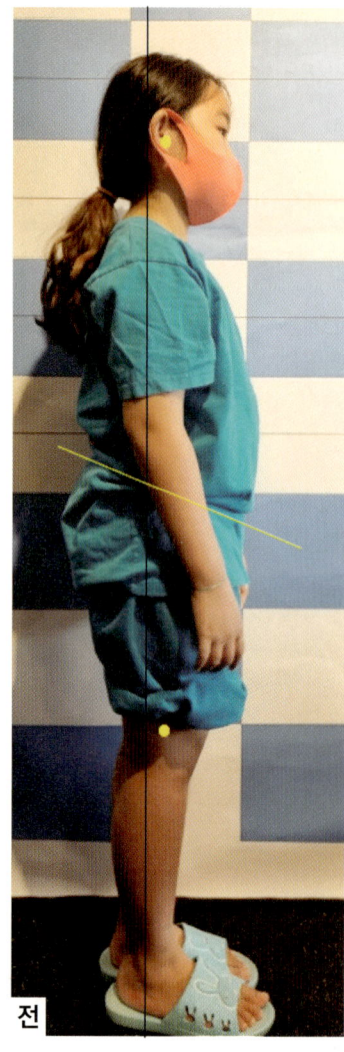
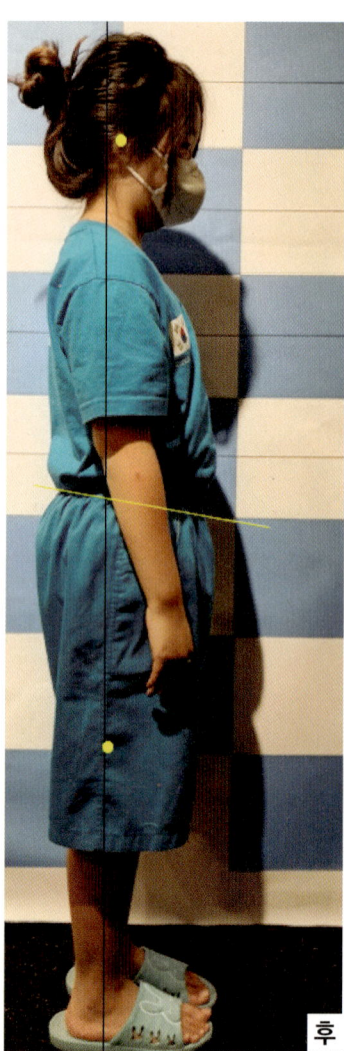

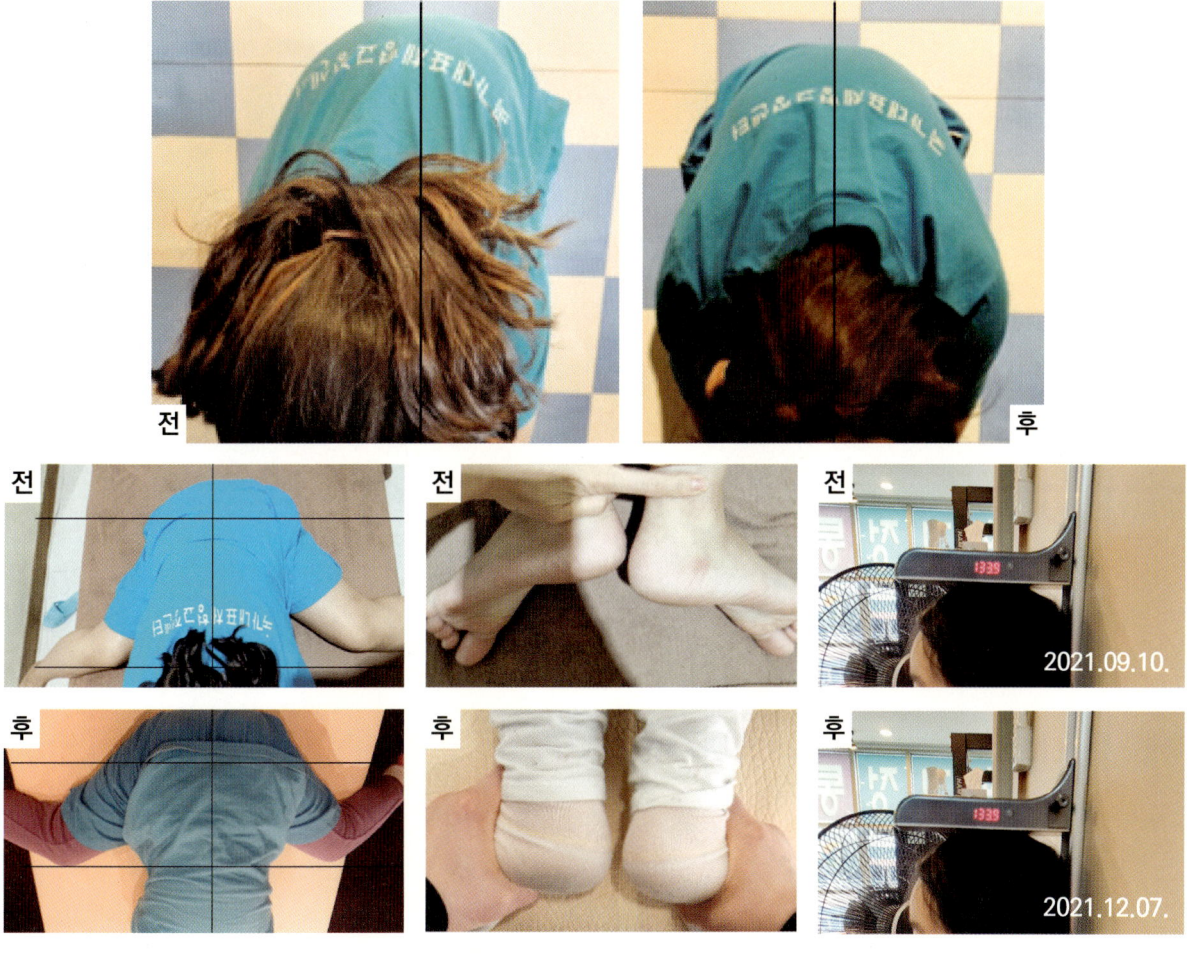

V. 관리 후기

사례 3

고등학교 1학년 여자 회원(차○○ 님)

거북목, 등 근육 불균형, 유연성 감소

2020.08. → 2020.09. (10회 관리 후)

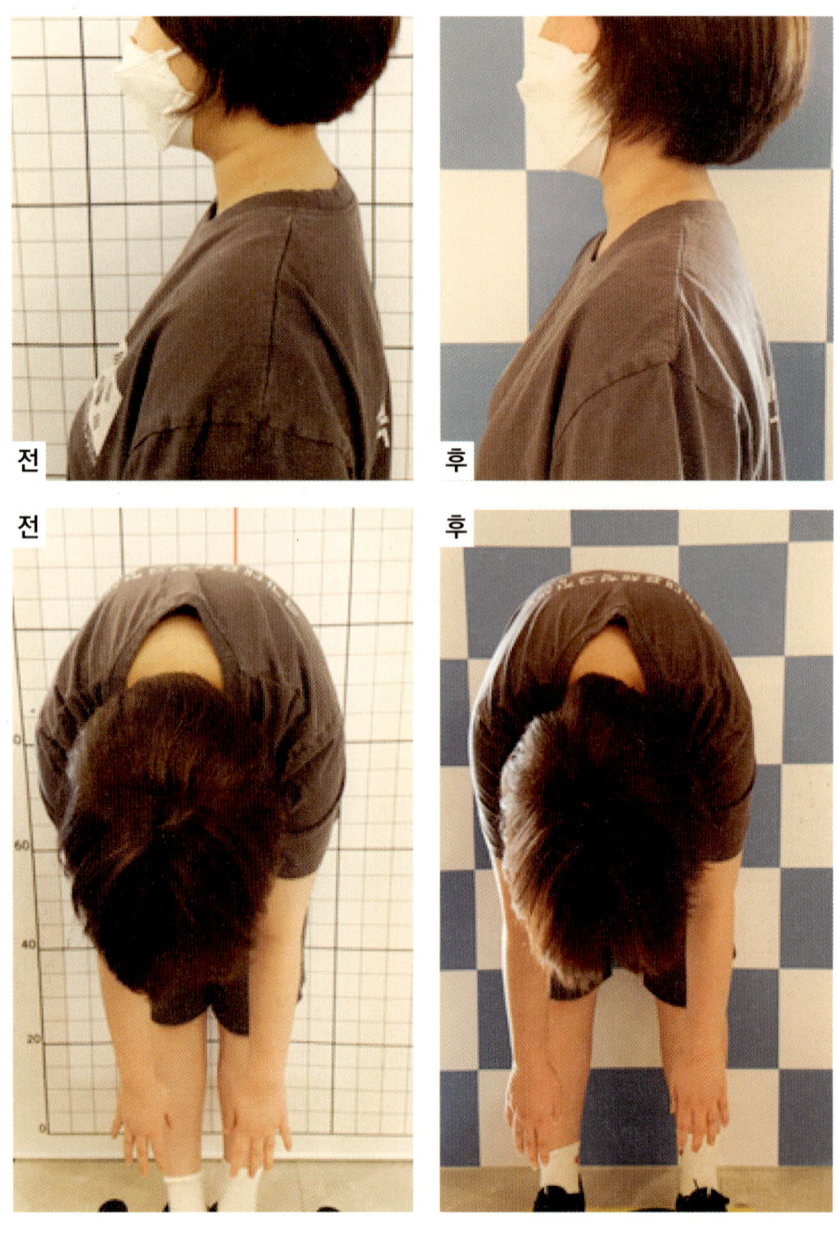

전
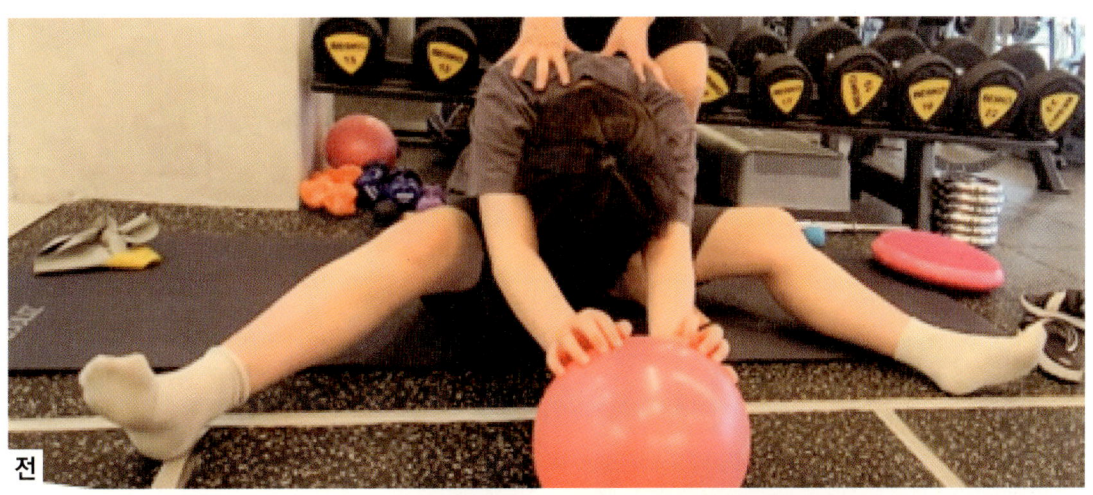
후
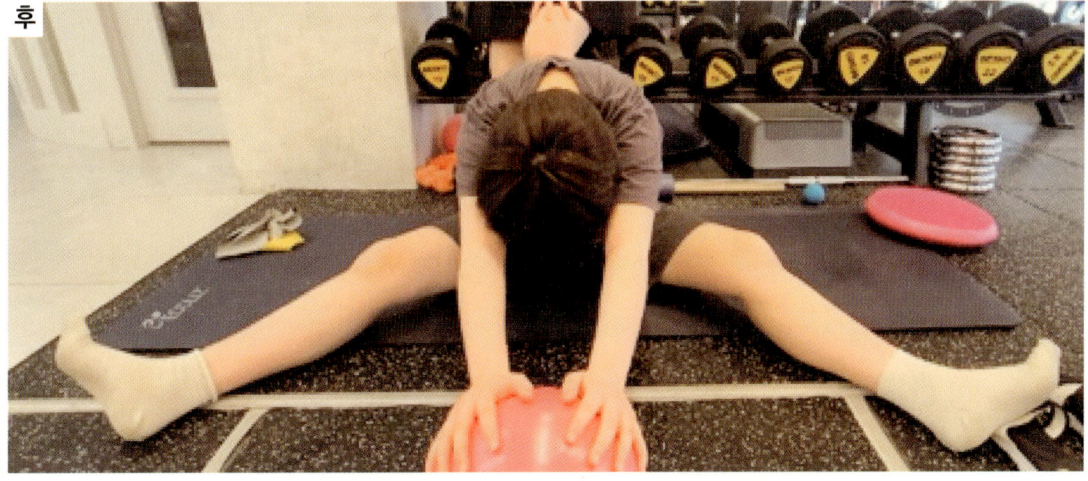

V. 관리 후기

사례 4

고등학교 2학년 남자 회원(정○○ 님, 이○○ 님, 김○○ 님)

말린 어깨, 좁은 어깨, 어깨 높이 불균형

2021.08. → 2021.10. (30회 관리 후)

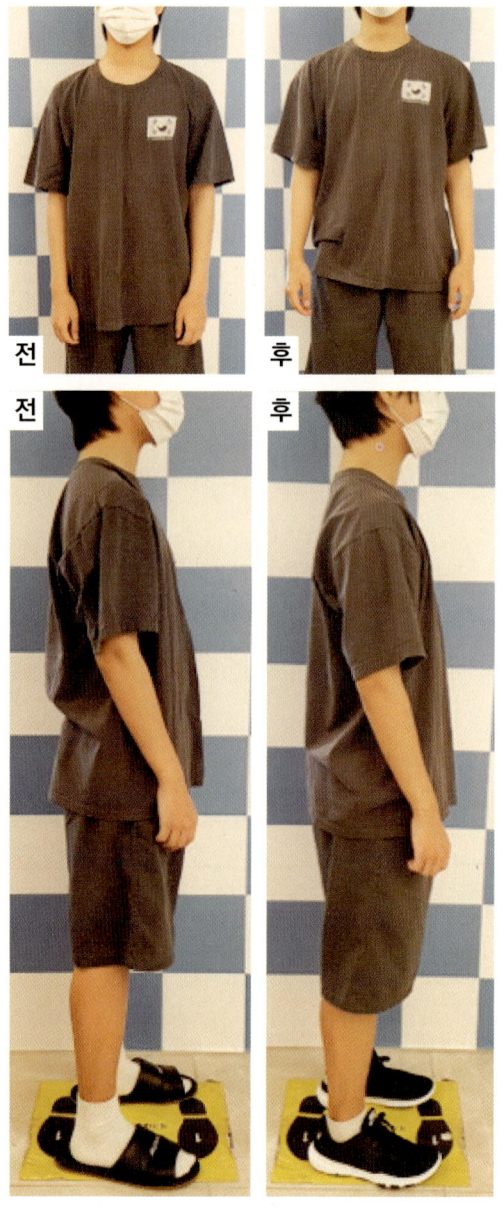

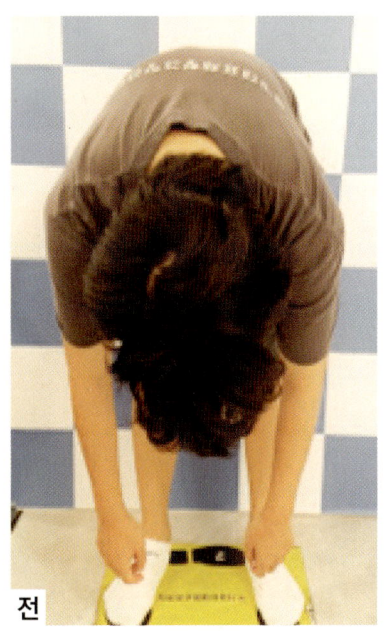
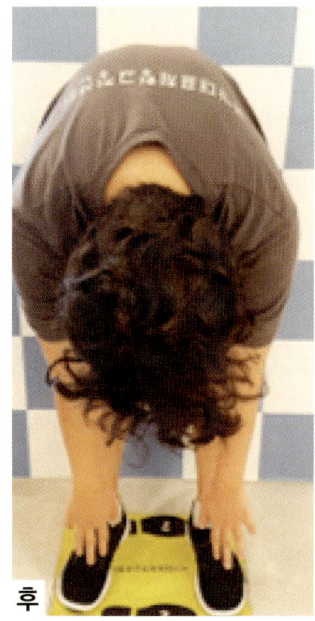

2021.10. → 2021.12. (20회 관리 후)

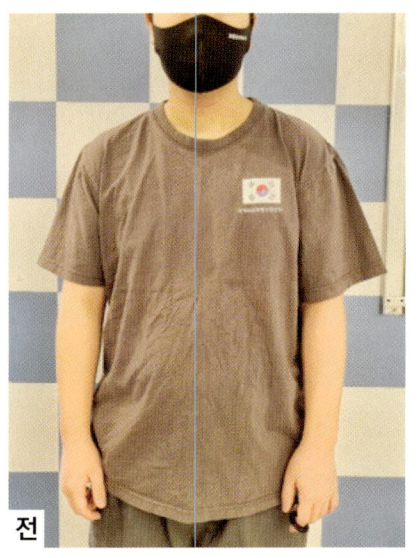
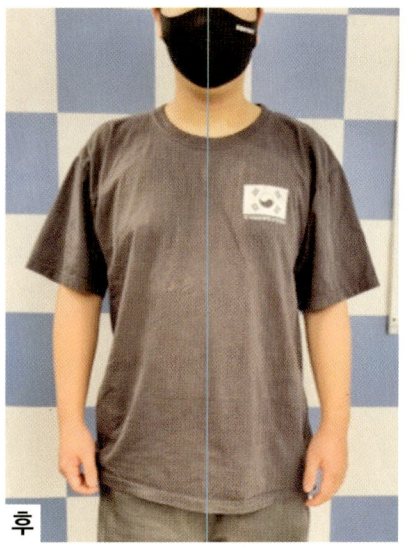

2020.07. → 2020.09. (15회 관리 후)

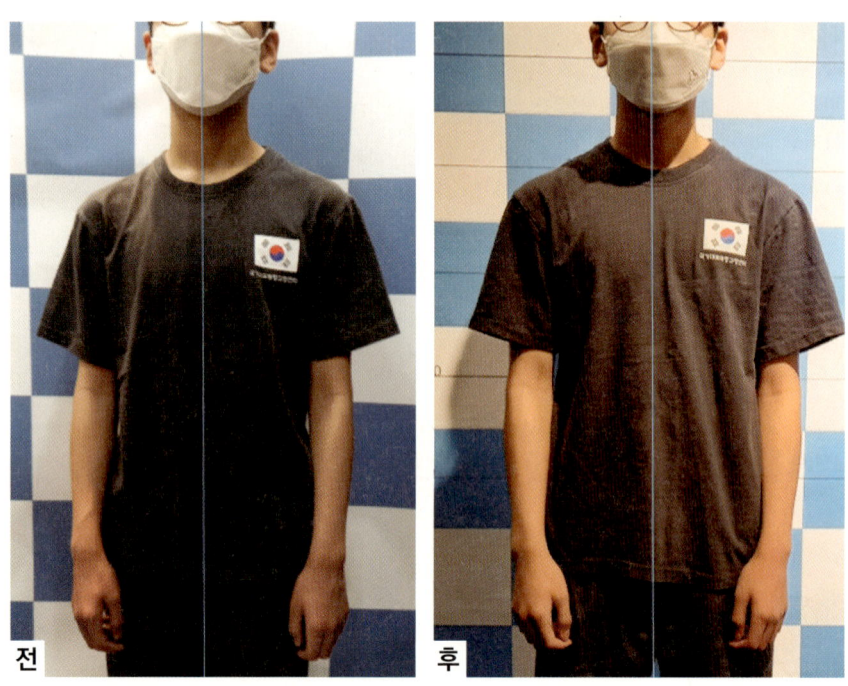

전　　　　　후

사례 5

중학교 3학년 남자 회원(정○○ 님)

거북목, 어깨 비대칭, 근력 부족

2021.07. → 2021.08. (12회 관리 후)

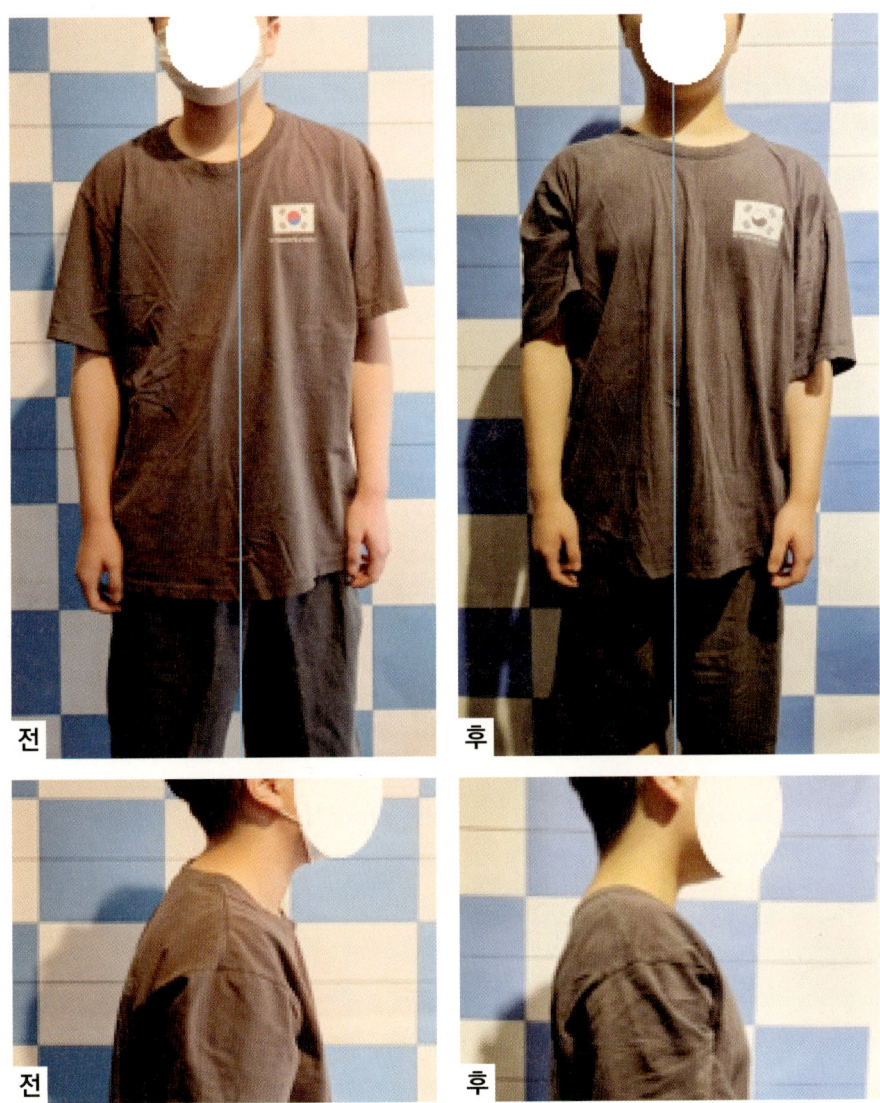

사례 6

고등학교 1~3학년 척추측만 진단받은 회원분들

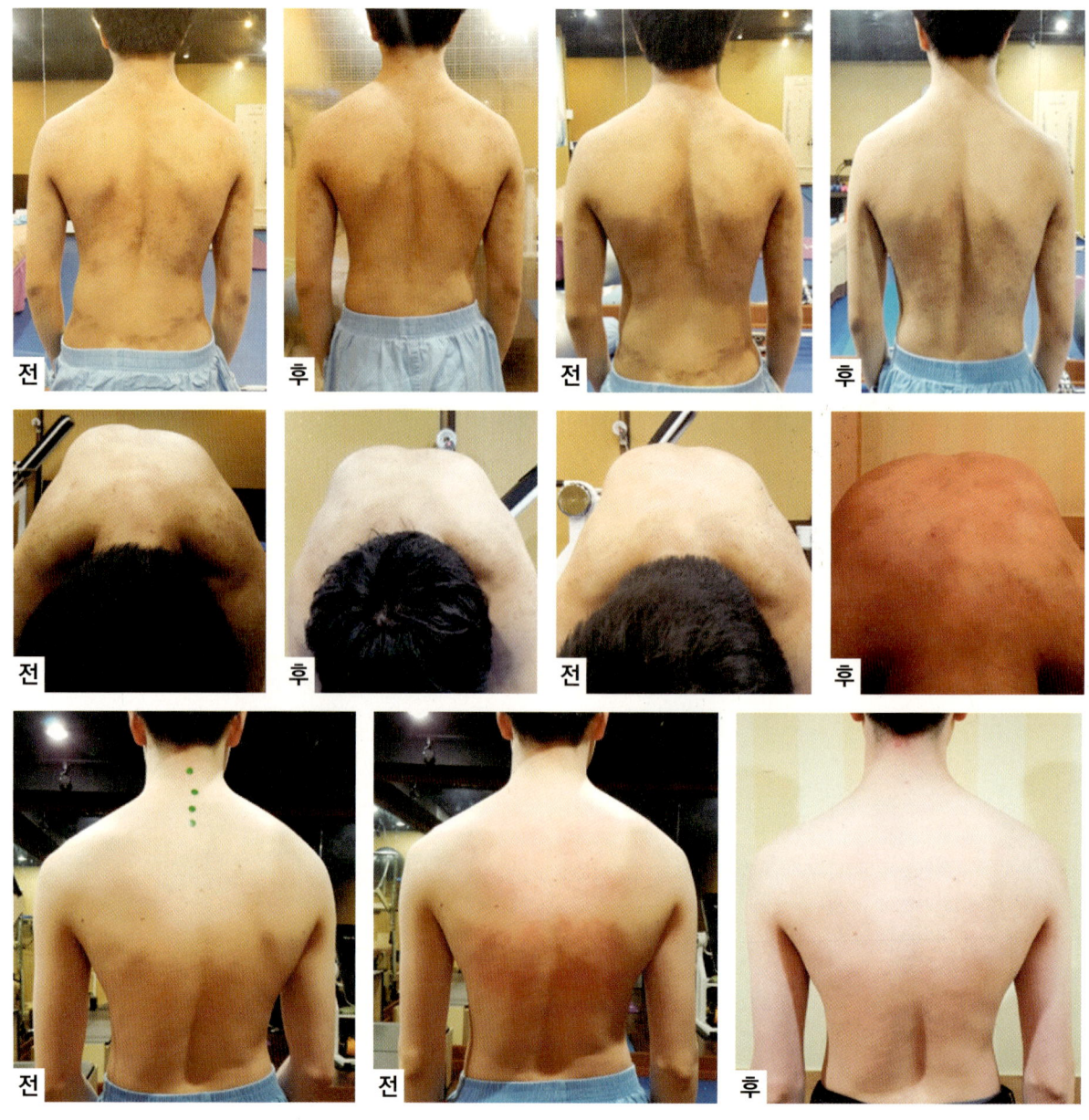

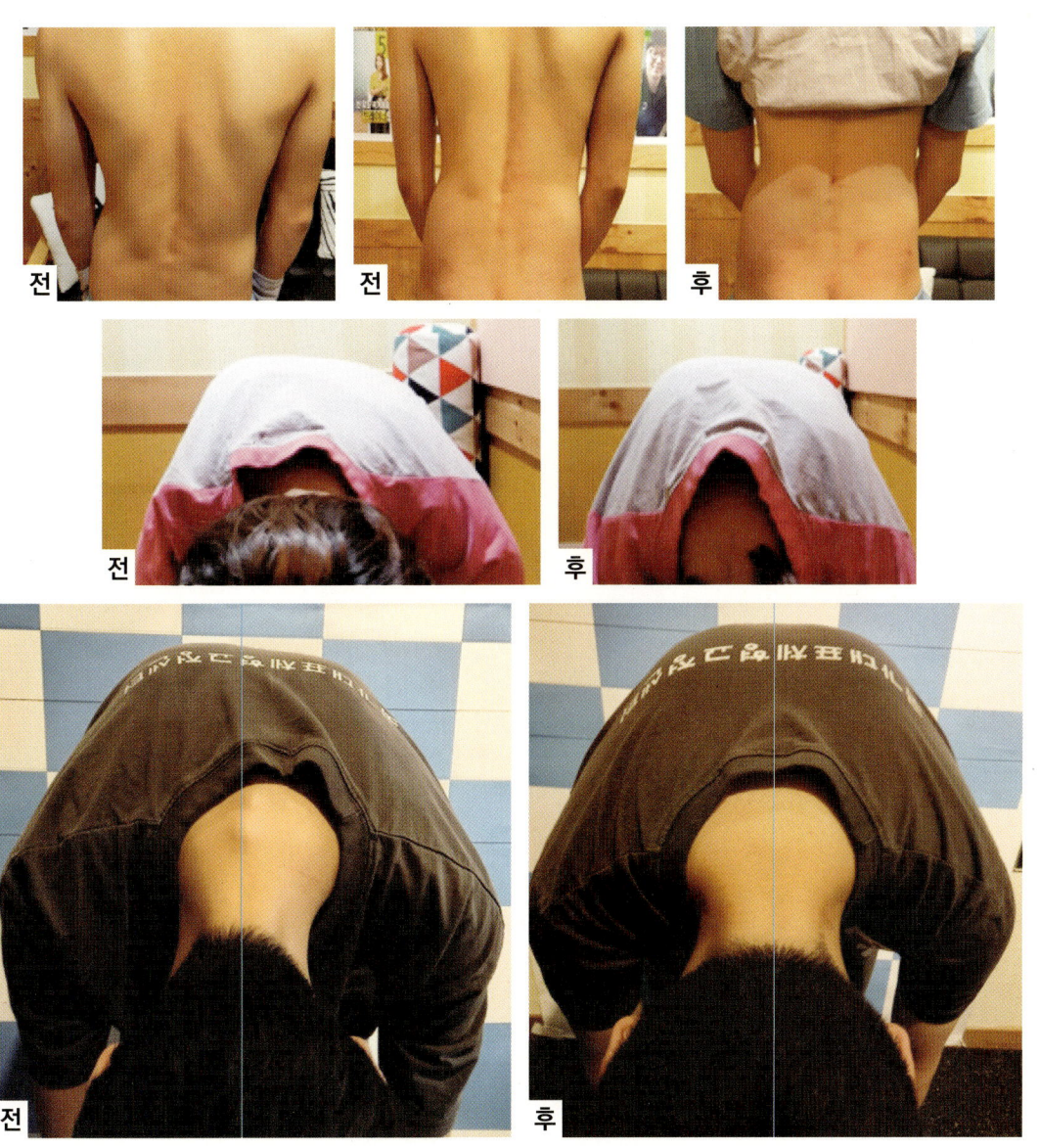

사례 7

중학교 1학년 남녀 회원(이○○ 님, 강○○ 님)

거북목, 라운드 숄더, 골반 후방경사

2021.10. → 1회 관리 후

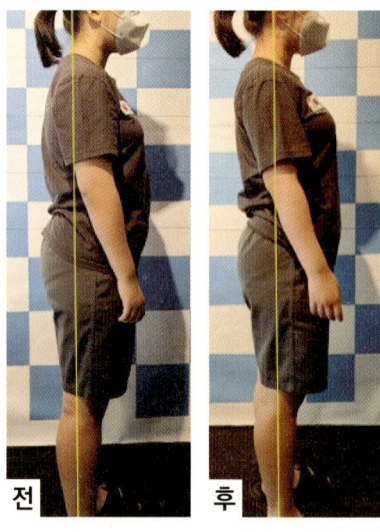

2021.08. → 2021.11. (22회 관리 후)

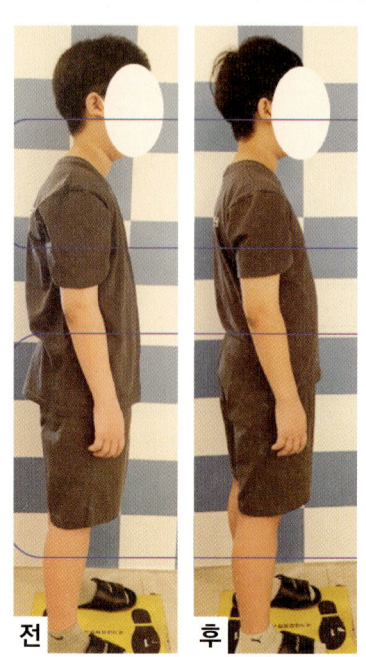

사례 8

고등학교 3학년 여자 회원(최○○ 님, 김○○ 님)

오다리, 골반 불균형

2021.04. → 1회 관리 후

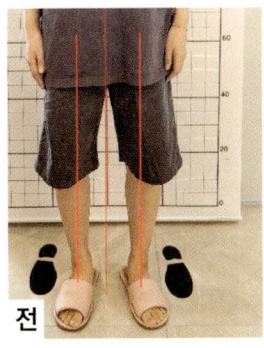 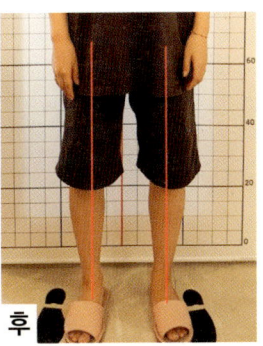

2020.01. → 1회 관리 후

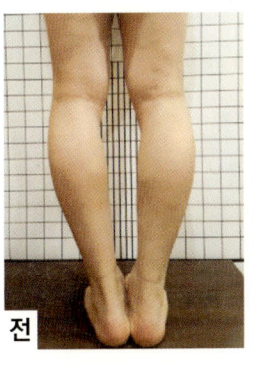 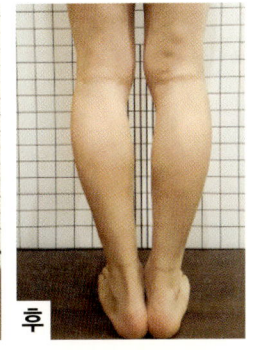

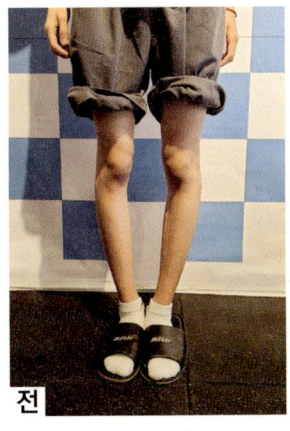 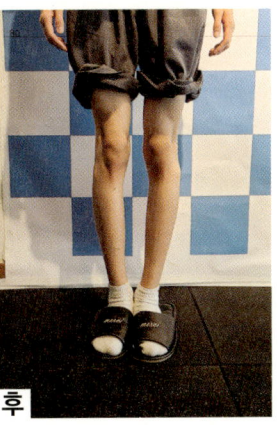

사례 9

고등학교 2학년 여자 회원(김○○ 님)

일자목, 두통, 목·어깨 통증(목디스크 진단)

2021.08. → 2021.10. (10회 관리 후)

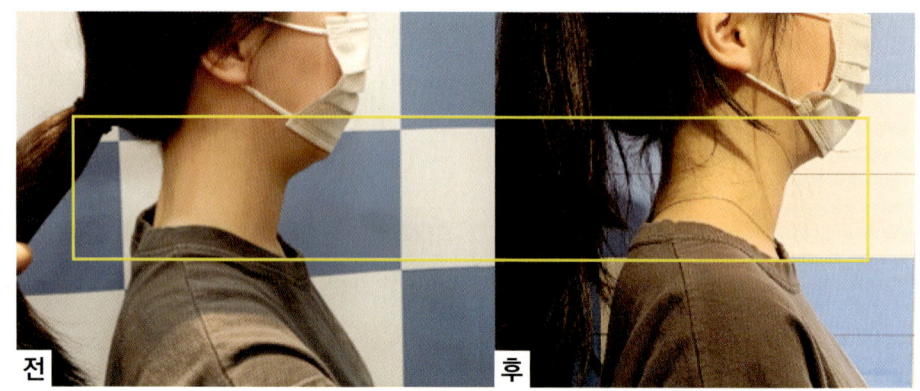

사례 10

키 성장 회원(유○○ 님, 강○○ 님, 송○○ 님, 김○○ 님, 박○○ 님, 김○○ 님)

2021.08.　→　2021.12. (20회 관리 후)
143.6cm　　　148.5cm

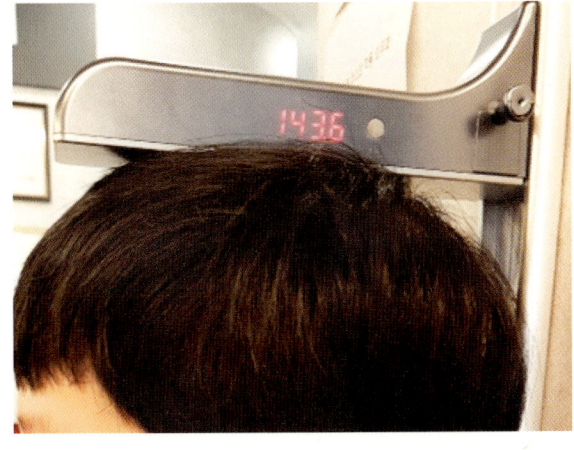
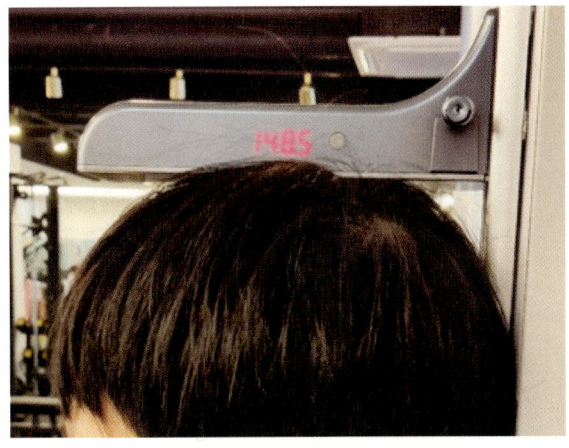

2021.10.　→　2021.11.　→　2021.12. (20회 관리 후)
161.9cm　　　163.0cm　　　165.4cm

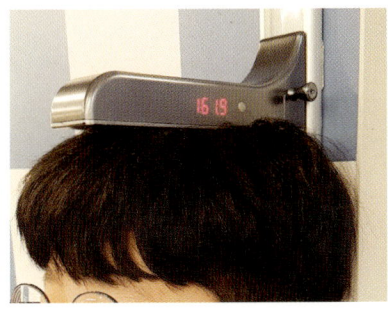
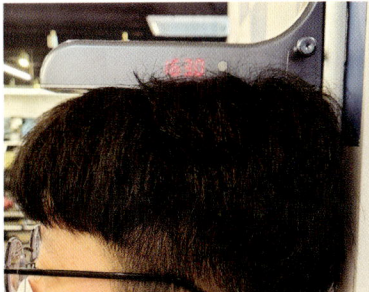
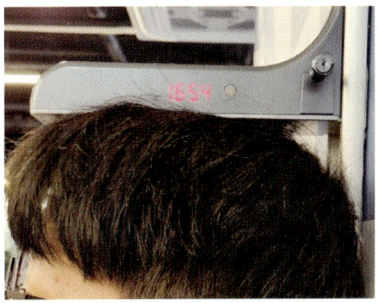

2022.02.05.
169.0cm

→

2022.02.28. (10회 관리 후)
169.9cm

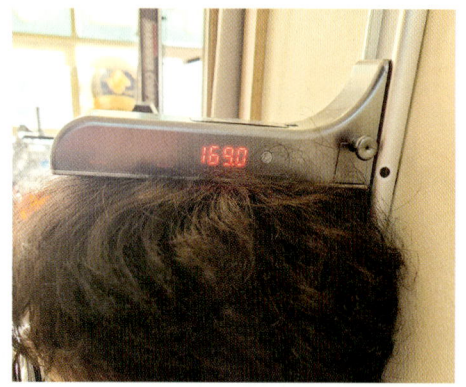
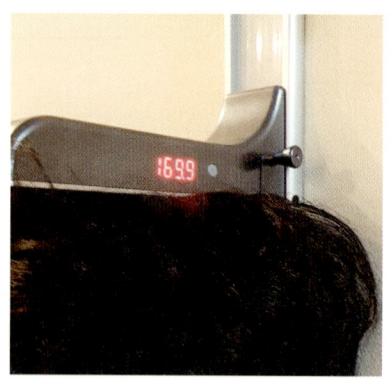

2022.01.25.
148.1cm

→

2022.02.17. (10회 관리 후)
149.0cm

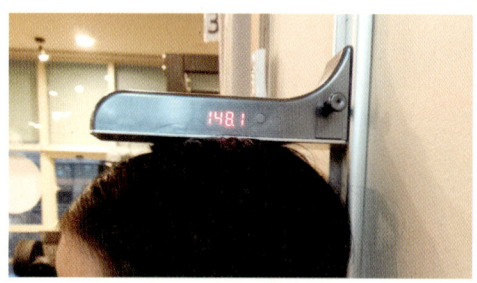
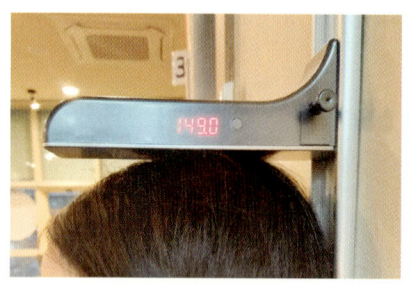

2021.08.
144.8cm

→

2022.01. (30회 관리 후)
150.9cm

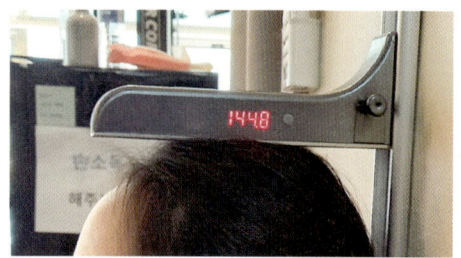
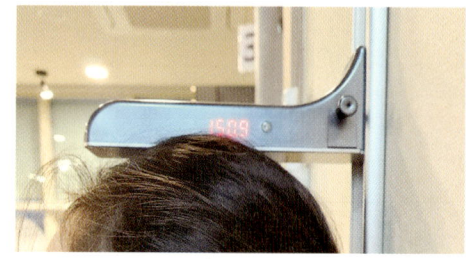

| 2022.03.07.
138.8cm | → | 2022.03.12. (3회차 관리 후)
139.3cm | → | 2022.03.19. (6회차 관리 후)
140.2cm |

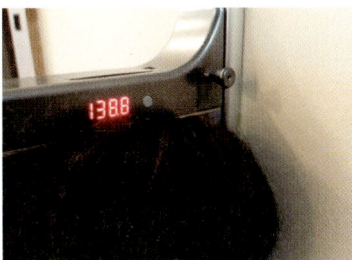 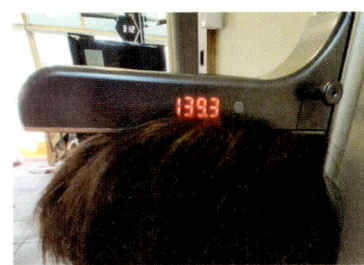 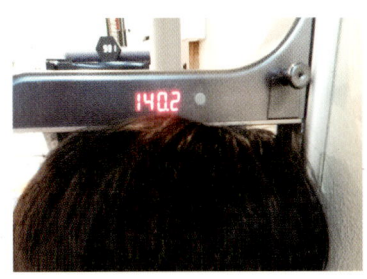

사례11

초등학교 6학년 남자 회원 김○○ 님)

엑스다리, 발목회내, 평발

2022.03 → 2022.05 (20회 관리 후)

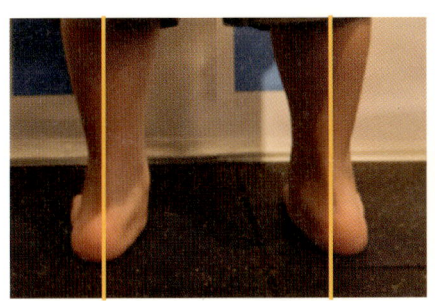 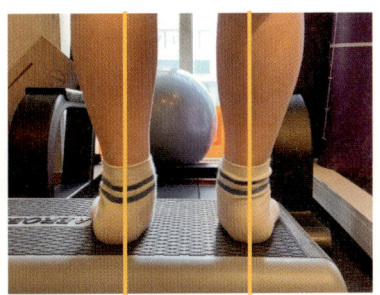 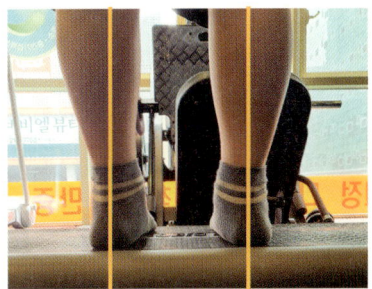

사례 12

중학교 2학년 여자 회원(이○○ 님)

척추 옆굽음증, 말린 어깨, 엑스다리, 엉덩이 근육 약화

2021.12. → 2022.02. (20회 관리 후)

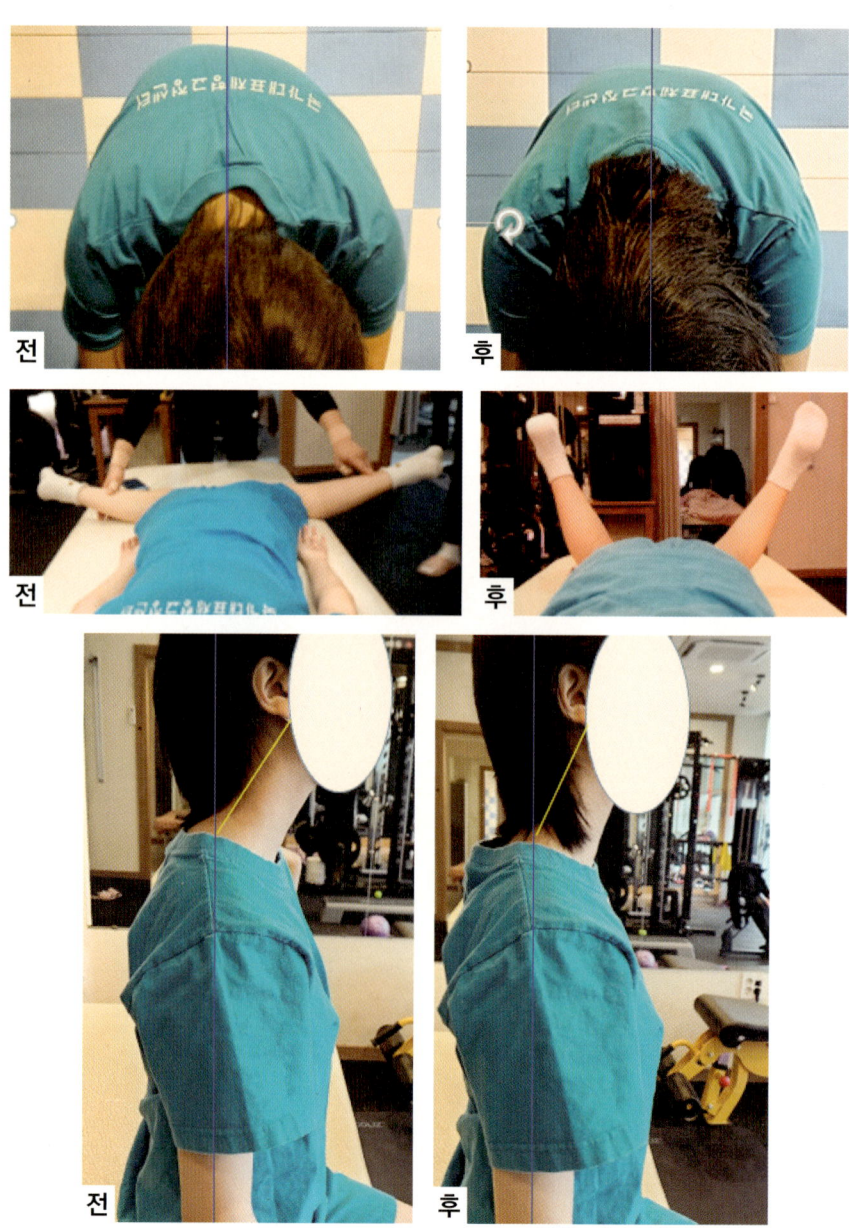

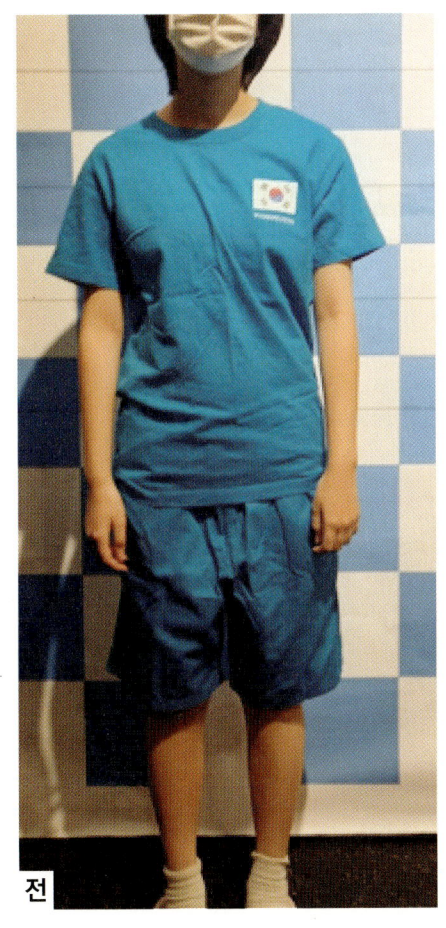
전

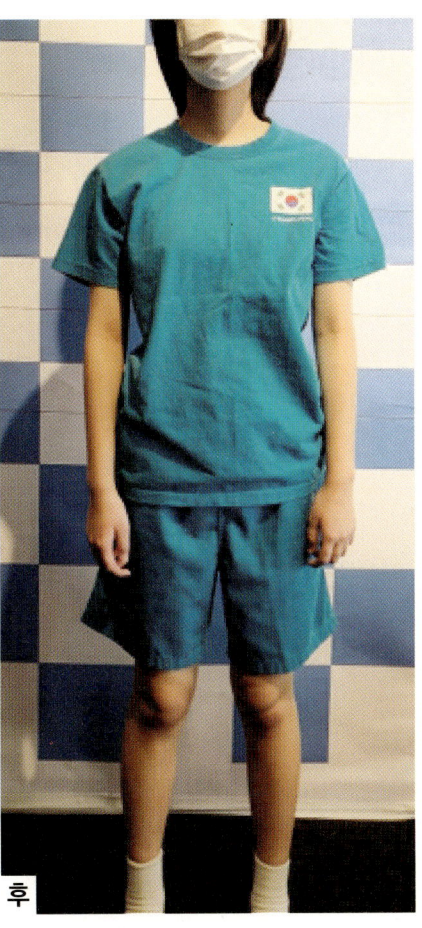
후

V. 관리 후기

사례 13

초등학교 6학년 여자 회원(김○○ 님)

어깨 거상, 경추 신전 제한, 골반 전방경사, 무릎 과신전

2022.01. → 2022.02. (10회 관리 후)

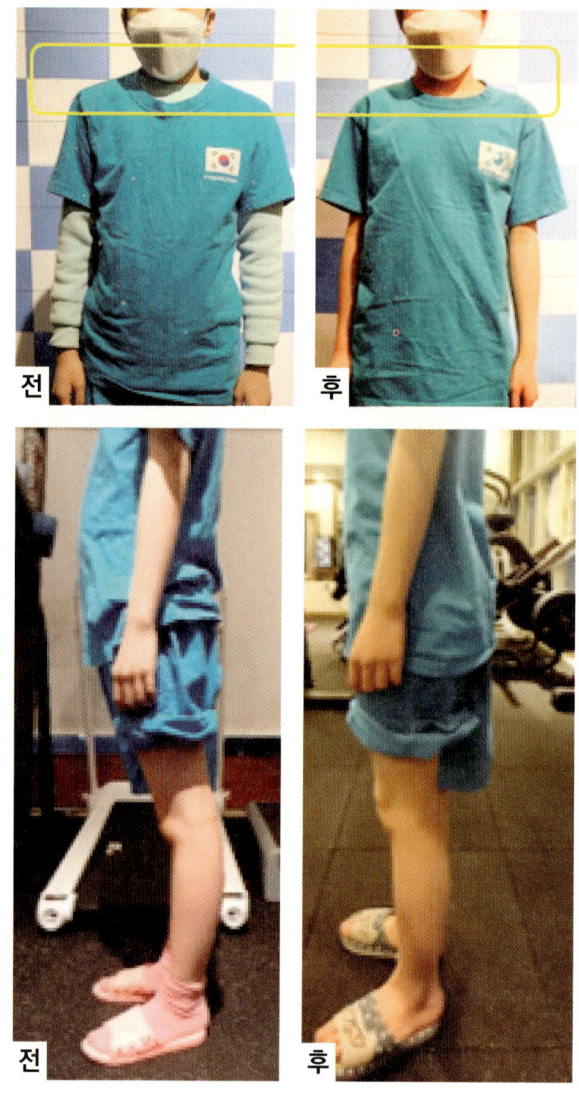

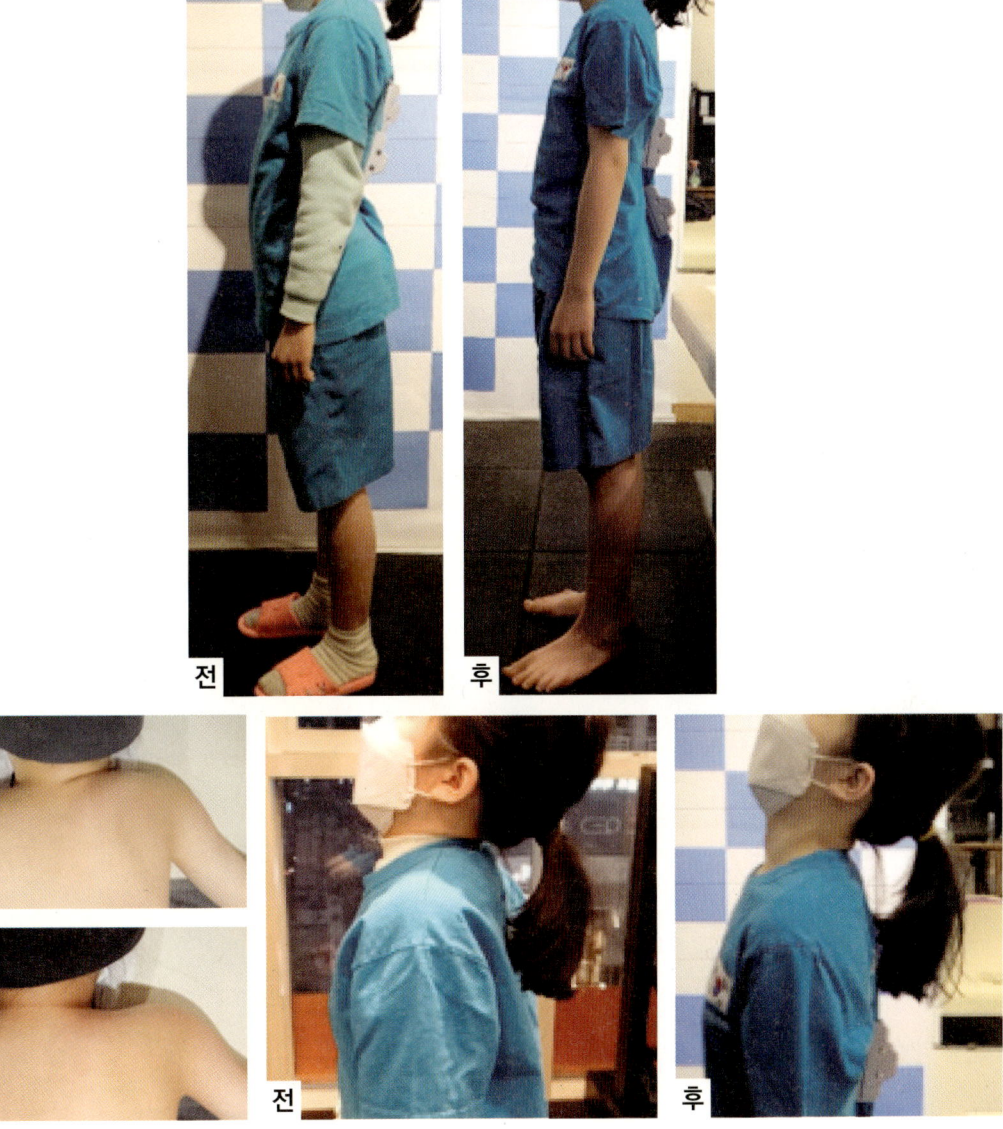

사례 14

중학교 1학년 남자 회원(윤○○ 님)

어깨 높이 불균형(외과수술 후 불균형 발생), 어깨 가동 범위 제한, 척추 옆굽음증

2022.01 → 2022.03 (20회 관리 후)

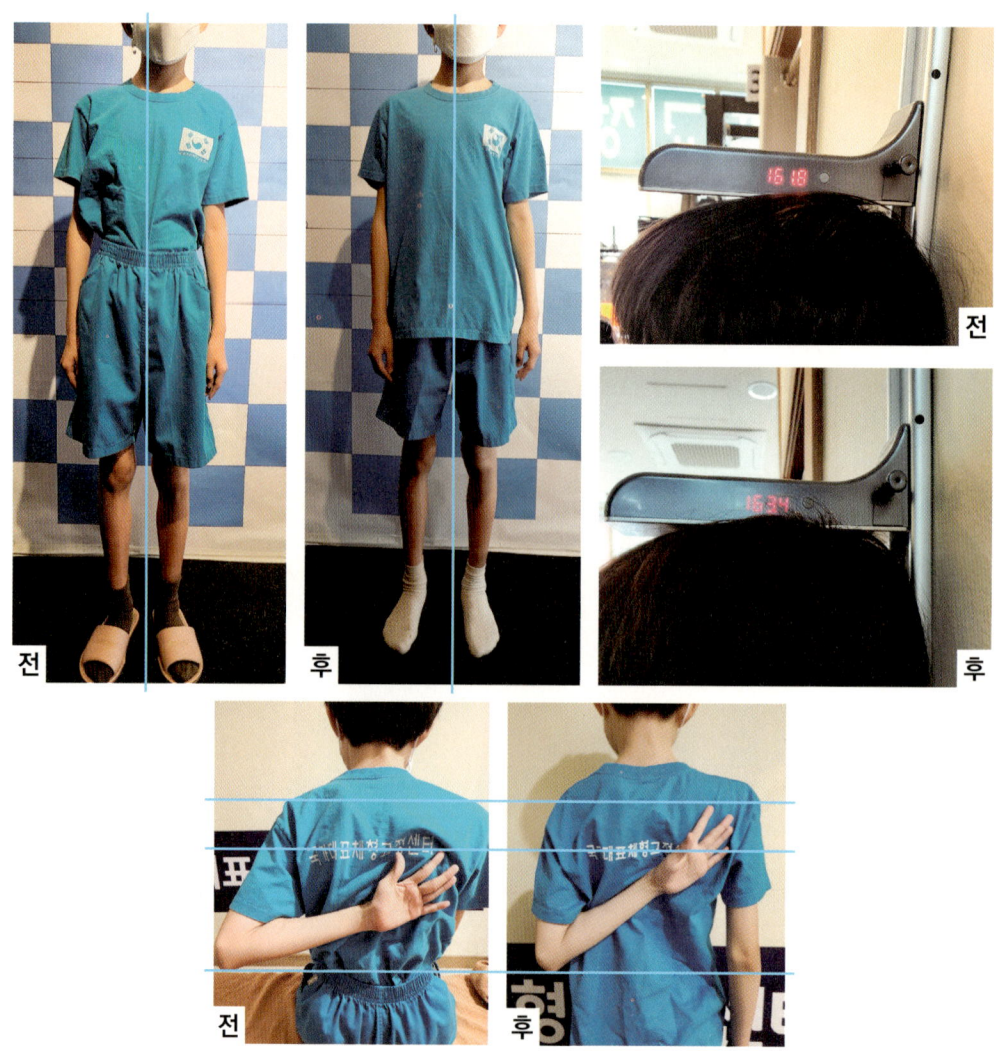

사례 15

초등학교 4학년 여자 회원(김○○ 님)

어깨 높이 불균형, 거북목, 라운드 숄더, 골반 불균형, 키 성장

2021.10. → 2021.12. (20회 관리 후)

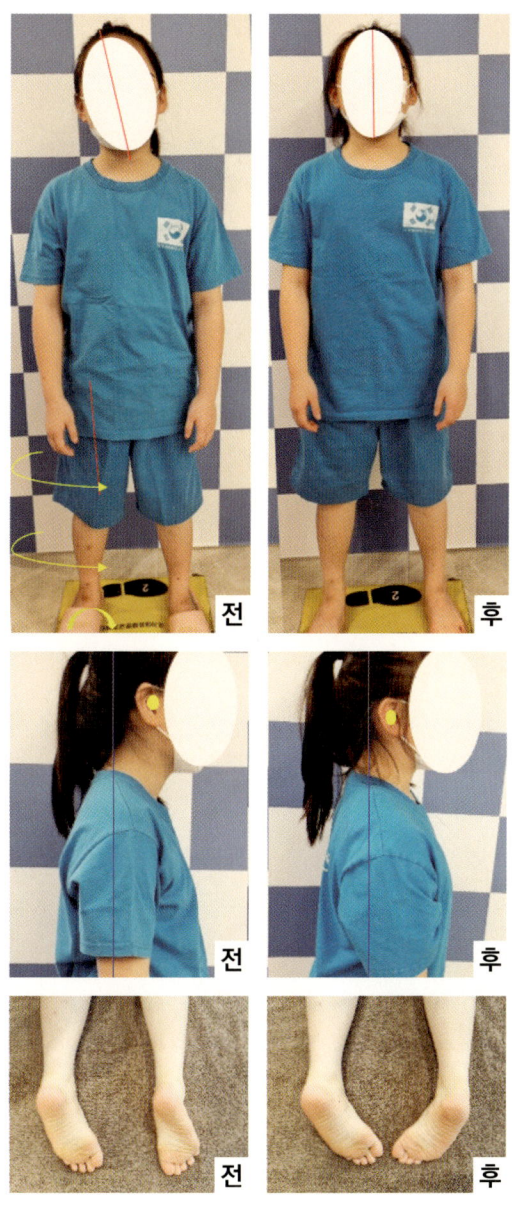

사례 16

고등학교 3학년 남자 회원 (김○○ 님)

어깨 비대칭, 거북목, 라운드 숄더

2020. 10. → 2020. 12. (20회 관리 후)

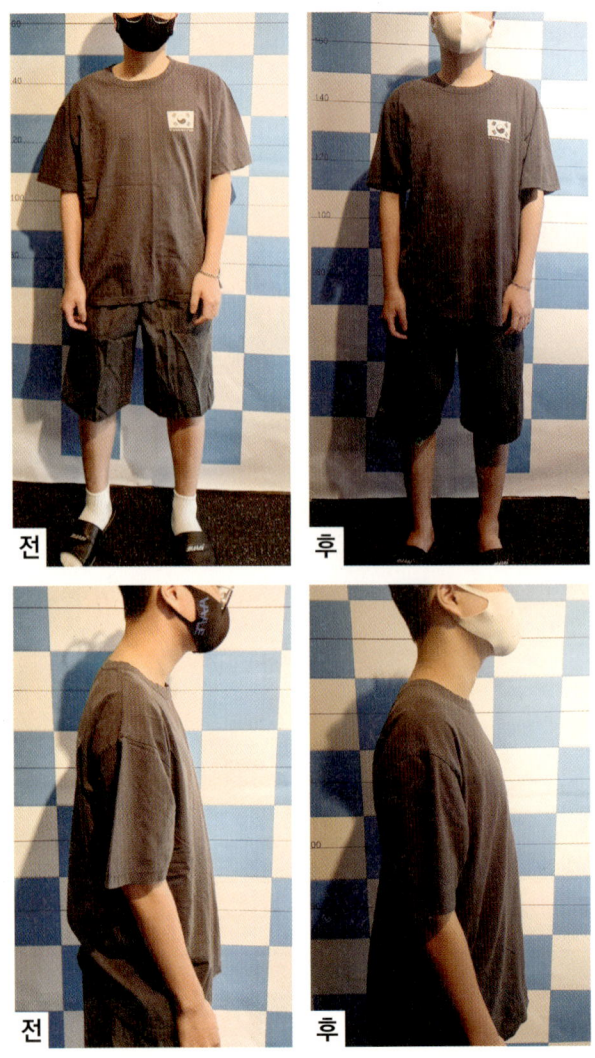

사례 17

중학교 3학년 남자 회원(김○○ 님)

어깨·등 불균형, 골반 불균형

2021.11. → 2022.01. (30회 관리 후)

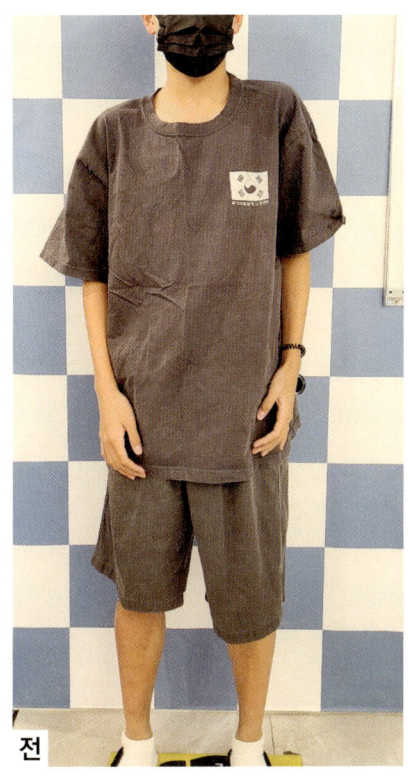
전

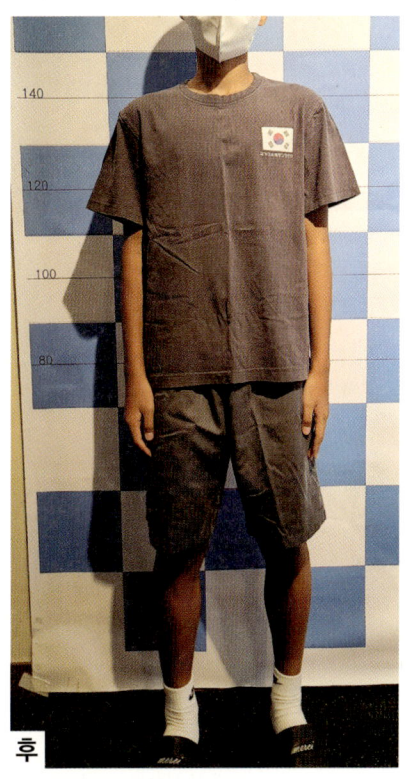
후

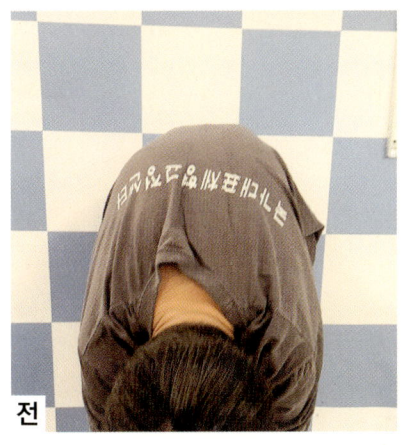
전

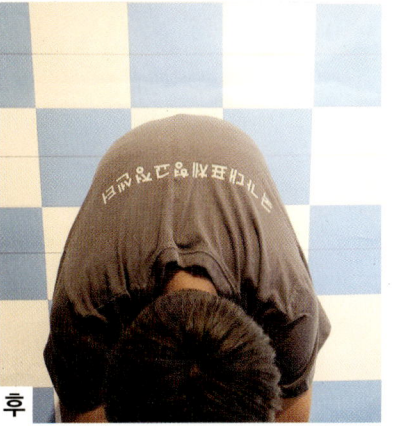
후

사례 18

고등학교 2학년 남자 회원(이○○ 님)

척추 옆굽음증, 오다리, 거북목

2022.02. → 2022.03. (10회 관리 후)

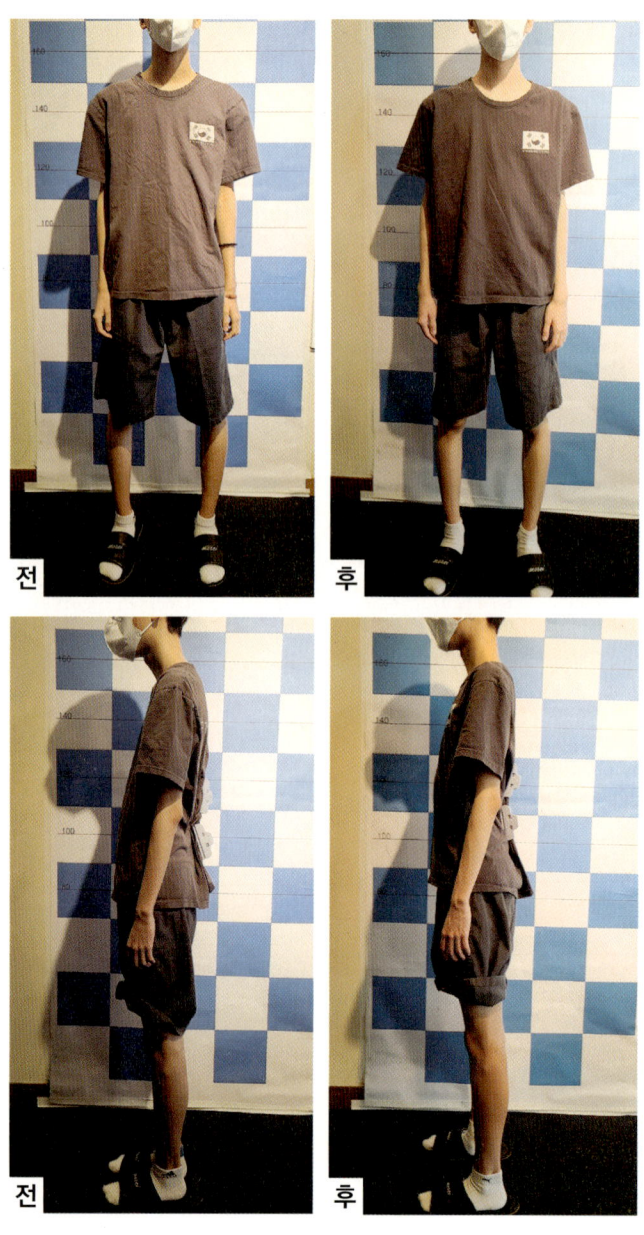

전

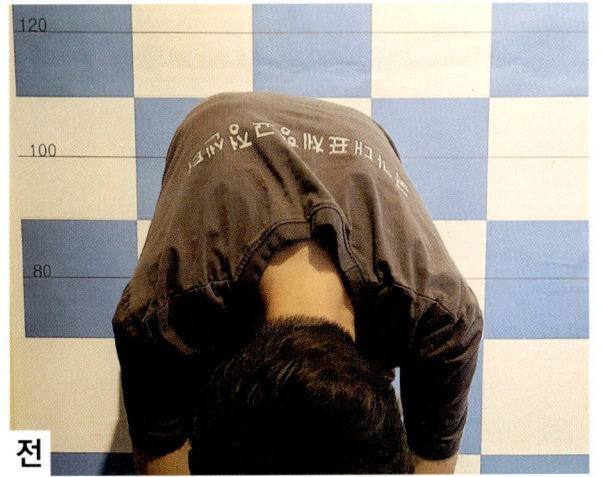

후

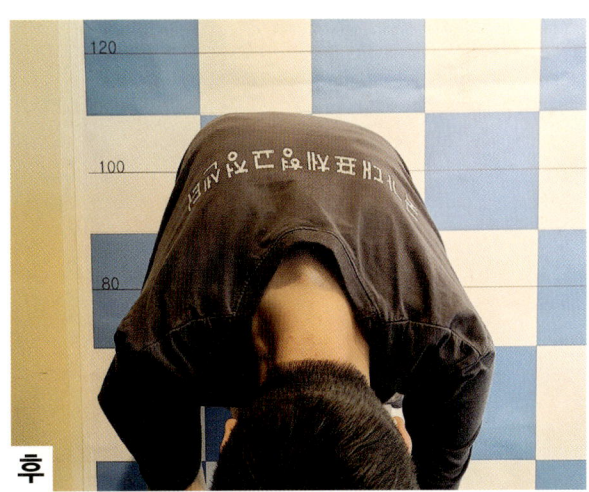

V. 관리 후기

사례 19

중학교 3학년 남자 회원(이○○ 님)

척추 옆굽음증, 굽은 등, 라운드 숄더

2021.06. → 2021.09. (22회 관리 후)

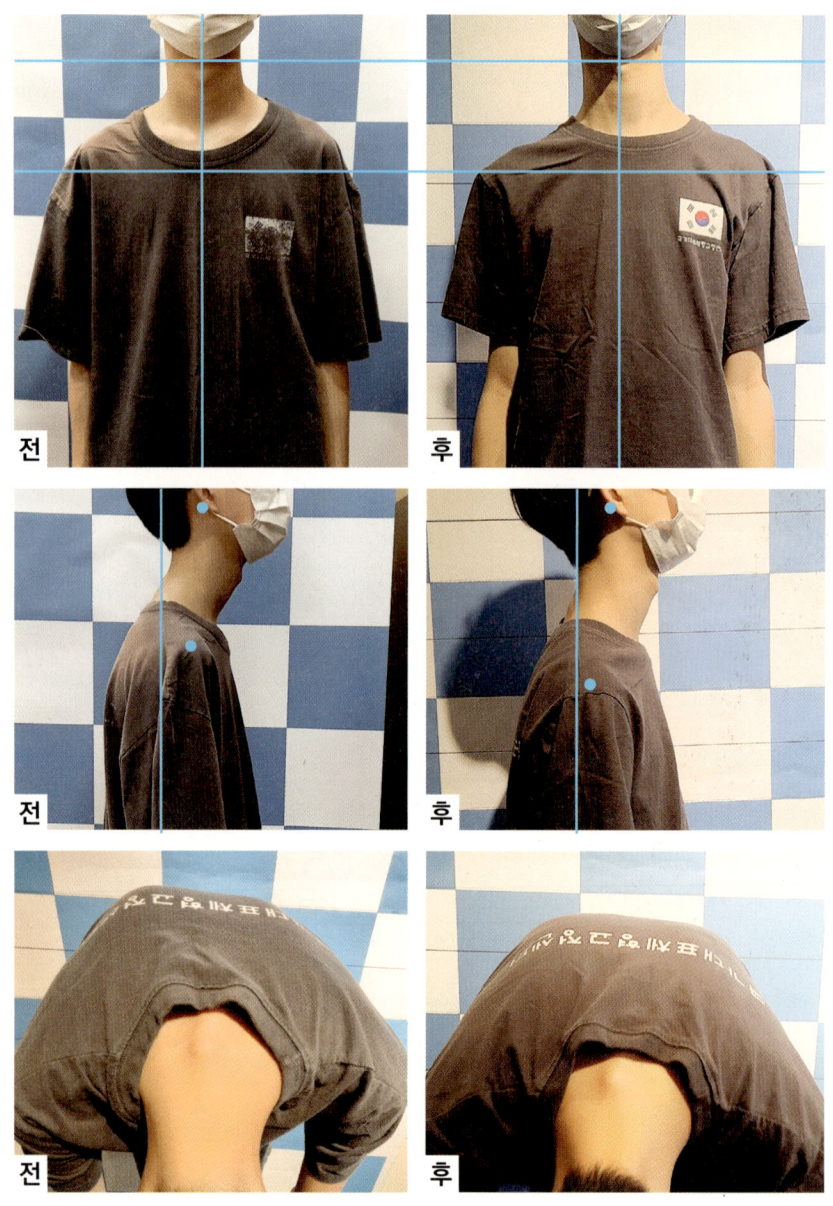

용어정리

일자목(Straight Neck Syndrome)
옆에서 봤을 때 목의 정상적인 전만 커브가 소실되어 일자로 보이는 상태입니다. 머리의 하중과 외부의 충격을 목이 그대로 전달받아 통증이 발생하게 됩니다.

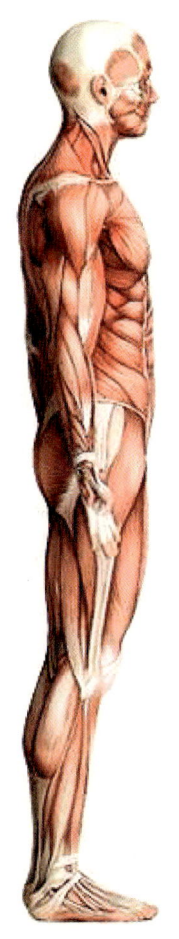
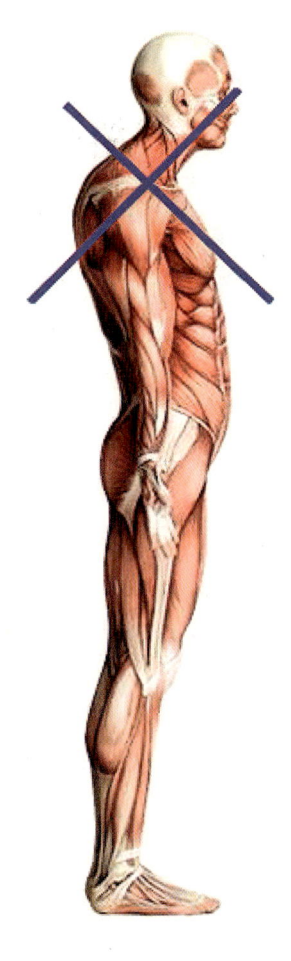

→ 거북목
→ 흉추 후만
→ 라운드 숄더

→ 요추 과전만

→ 무릎 과신전

거북목(Forward head posture)

아랫목은 굴곡, 윗목은 신전하여 전체적으로 목의 전만이 소실되어 고개가 앞으로 빠진 자세가 일으키는 증상입니다.

긴장되는 근육: 후두하근, 상승모근, 견갑거근 흉쇄유돌근, 소흉근

약화되는 근육: 경부의 심근, 능형근, 중하부 승모근, 전거근

흉추후만(Thoracic kyphosis)=굽은 등, 새우등

척주의 시상면에서의 등은 정상적인 후만 곡선을 형성하는데 이것이 몸의 뒤쪽으로 과도하게 만곡을 형성한 것으로 등의 만곡을 보상하기 위해 견갑골과 머리가 앞쪽으로 더 기울게 됩니다.

라운드 숄더(Round shoulders)

견갑골의 전인, 전방경사, 거상되어 위팔이 전방 전위, 내회전된 상태

단축된 근육: 상부 승모근, 견갑거근, 대흉근 흉쇄유돌근, 소흉근, 전거근

약화된 근육: 심부 경추 굴곡근, 능형근, 전거근

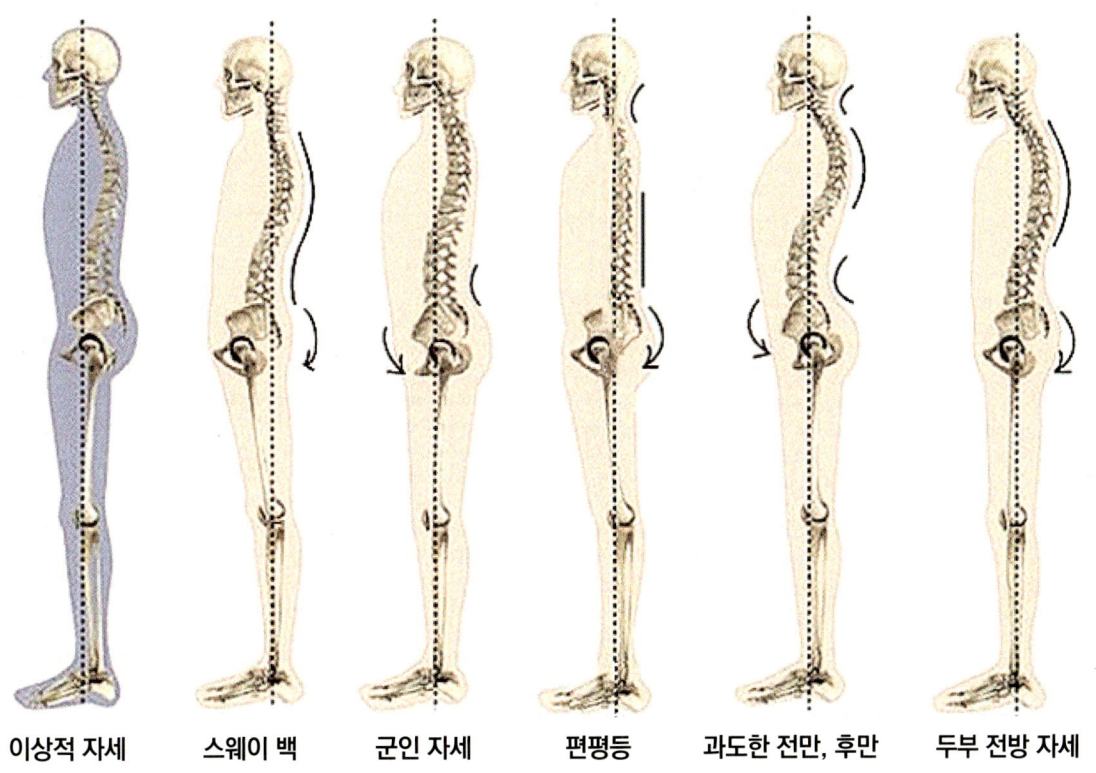

| 이상적 자세 | 스웨이 백 | 군인 자세 | 편평등 | 과도한 전만, 후만 | 두부 전방 자세 |

편평등(Flat back, straight back)=일자 허리, 일자 척추

척추의 시상면에서의 S자 만곡이 감소되어 옆에서 봤을 때 일자처럼 보이는 자세로 일자 척추, 일자 허리로도 불립니다. 등의 후만 곡선, 허리의 전만 곡선이 감소되어 중력에 대한 수직 압박력을 효율적으로 분배하지 못해 허리의 인대나 관절, 디스크에 압박 스트레스가 증가합니다.

긴장되는 근육: 햄스트링, 복근, 둔근

약화되는 근육: 기립근, 고관절 굴곡근

스웨이 백(Sway back)

골반이 앞으로 이동한 자세. 윗등의 후만, 골반 후방경사, 무릎 과신전이 동반됩니다.

긴장되는 근육: 햄스트링, 내복사근, 흉요추 접합부 주변 근육, 대흉근, 광배근 전거근, 흉쇄유돌근, 햄스트링

약해지는 근육: 고관절 굴곡근, 대둔근, 중둔근, 소둔근, 외복사근, 능형근, 극상근, 극하근, 삼각근, 승모근

요추 과전만(Hyperlordotic hyperkyphotic posture)=요추 전만증, 요추 신전 증후군

허리의 전만 곡선이 정상보다 과도하게 앞으로 휘어져 있는 자세로 허리 통증, 등 통증, 골반 통증을 유발하게 됩니다. 오리 엉덩이, 배불뚝이 체형이 동반됩니다.

긴장되는 근육: 척추 기립근, 요방형근, 광배근, 장요근

약해지는 근육: 복부 근육

골반 전방경사(Anterior pelvic tilt)

골반이 몸의 앞쪽으로 회전해서 허리가 과도하게 전만되고 엉덩이와 배가 볼록 튀어나온 자세입니다.

긴장되는 근육: 고관절 굴곡근, 대퇴 근막 긴장근, 요추부 척추 기립근, 흉요 근막

약해지는 근육: 둔근, 햄스트링, 복근, 복사근

골반 후방경사(Posterior pelvic tilt)

골반이 몸의 뒤쪽으로 회전해서 허리가 둥글게 말린 자세로 허리의 정상 전만 커브가 사라지기 때문에 디스크, 염좌 등의 허리 부상에 매우 취약해집니다.

긴장되는 근육: 둔근, 햄스트링, 복근

약해지는 근육: 고관절 굴곡근, 요추부 척추 기립근

무릎 과신전(Back knee)

무릎의 잘못된 정렬 상태로, 무릎이 뒤쪽으로 과도하게 뻗어져 무릎관절의 전면에 압박이 지속적으로 가해집니다.

단축된 근육: 대퇴 사두근, 가자미근

늘어난 근육: 슬와근, 슬굴곡근

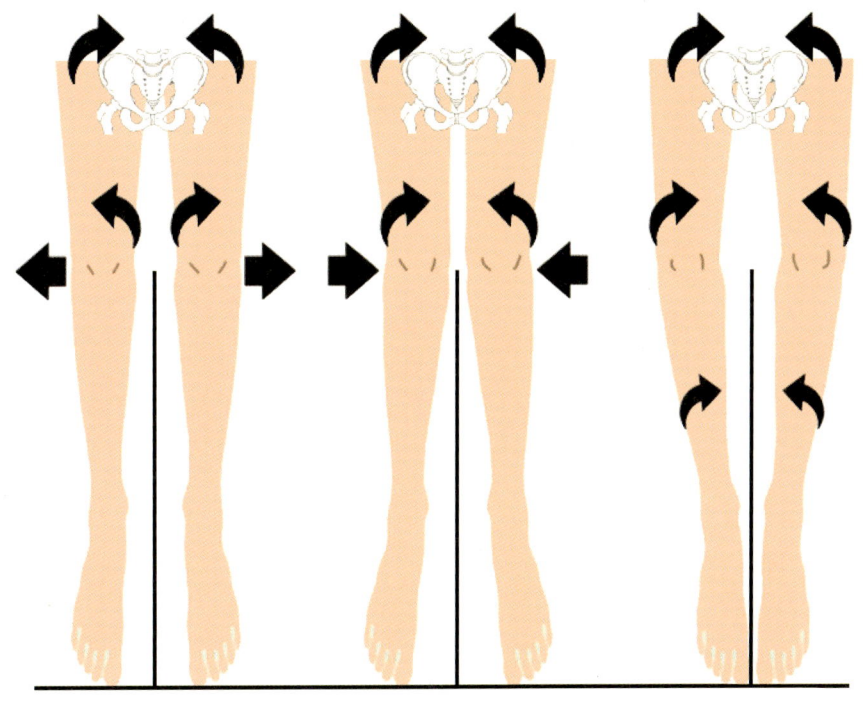

오다리(Genu varum)

발을 모아 섰을 때 무릎 사이가 3cm 이상 벌어져 알파벳 O자처럼 휘어진 상태입니다. 무릎 안쪽에 과도한 스트레스를 줘서 무릎의 연골을 빠르게 닳게 만들고 퇴행성 질환을 유발합니다.

엑스 다리(Knock-knee)

무릎을 모으고 섰을 때 발목 사이 간격이 3cm 이상 벌어져서 알파벳 X자처럼 휘어진 상태입니다. 단순한 통증, 불편감이 생기거나 심한 경우 무릎에 과도한 스트레스를 줘서 퇴행성 관절염, 반월판 손상, 무릎 연골 연화증 등 다양한 무릎 질환을 유발합니다.

참고문헌

고도일, 『질환별 키네시오 테이핑요법』, 푸른솔, 2002

김선웅 외, 『발육발달학』, 대한미디어, 2009

김소형, 『롤핑실전 근막이완요법』, 신흥메드싸이언스, 2015

남세희, 『통증홈트』, 중앙북스, 2017

박동호, 『마요 테라피(myo therapy)』, 일진사, 2011

백남섭·김효철, 『스포츠 마사지와 신체교정학』, 혜민북스, 2018

안익헌·한경환, 『근육학』, 엠디월드, 2011

이동규·프리포먼스, 『어깨통증 수술대신 운동하라!』, 스포츠메디컬연구소, 2017

정진우, 『그림으로 보는 근골격 해부학』, 대학서림, 2018

정희원, 『근육학 총설』, 목과토, 2002

조성연 외, 『심부조직 마사지의 질환별 적용』, 군자출판사, 2014

코이데 토모히로, 한은미 옮김, 『근막 스트레칭』, 도어북, 2017

Anne Keil, 『Strap taping for sports and rehabilitation』, Human Kinetics, 2011

Art Riggs, 『Deep tissue massage: a visual guide to techniques』, North Atlantic Books, 2007

David Shier 외, 『Hole's human anatomy&physiology』, McGraw-Hill, 2021

Donald Neumann, 『Kinesiology of the musculoskeletal system』, Mosby, 2016

Emanuele Rovatti-Marco Rovatti, 『특발성 척추측만증』, 영문출판사, 2017

Erik Dalton, 『Dynamic Body: exploring form, expanding function』, Freedom From Pain Institute, 2011

James Clay·David Pounds, 『Basic clinical massage therapy』, Wolters Kluwer, 2016

James H. Clay, David M. Pounds, 성기석 외 옮김, 『DVD로 배우는 클리니컬 마사지』, 영문출판사, 2011

James Watkins, 『Structure and function of the musculoskeletal system』, Human Kinetics, 2009

Micheal A. 외, 『교정운동학』, 한미의학, 2014

Robert S. Behnke, 이한준 외 옮김, 『임상운동해부학』, 영문출판사, 2010